Examens-Fragen
1000 Fragen aus der Inneren Medizin
mit Antworten und Literaturhinweisen

Bearbeitet von
Jochen Aumiller

2. überarbeitete Auflage

1971

Springer-Verlag Berlin · Heidelberg · New York

J. F. Lehmanns Verlag München

ISBN-13: 978-3-540-05094-0   e-ISBN-13: 978-3-642-96057-4
DOI: 10.1007/978-3-642-96057-4

Die Wiedergabe von Gebrauchsnamen, Handelsnamen, Warenbezeichnungen usw. in diesem Werk berechtigt auch ohne besondere Kennzeichnung nicht zu der Annahme, daß solche Namen im Sinne der Warenzeichen- und Markenschutz-Gesetzgebung als frei zu betrachten wären und daher von jedermann benutzt werden dürfen.

Das Werk ist urheberrechtlich geschützt. Die dadurch begründeten Rechte, insbesondere die der Übersetzung, des Nachdruckes, der Funksendung, der Wiedergabe auf photomechanischem oder ähnlichem Wege und der Speicherung in Datenverarbeitungsanlagen bleiben, auch bei nur auszugsweiser Verwertung, vorbehalten. Bei Vervielfältigungen für gewerbliche Zwecke ist gemäß § 54 UrhG eine Vergütung an den Verlag zu zahlen, deren Höhe mit dem Verlag zu vereinbaren ist.
© by J. F. Lehmanns Verlag München 1971. Library of Congress Catalog Card Number 76-137996.

Vorwort

Die Vorbereitung zum medizinischen Staatsexamen leidet vorwiegend an der oft fehlenden Möglichkeit, die Fülle des Gelernten einer kritischen Selbstprüfung zu unterziehen. Mit Hilfe der 1000 Fragen und Antworten soll versucht werden, den Prüfungsstoff der inneren Medizin systematisch zu erfassen und das bereits eingeprägte Wissen zu kontrollieren, sowie bestehende Lücken gegebenenfalls zu beseitigen. Da sich der vorliegende Band fast ausschließlich auf die Standardliteratur der inneren Medizin stützt und über jedem Teilgebiet in den Antworten die entsprechenden Literaturhinweise verzeichnet sind, fällt es leicht, sich bei etwaigen Schwierigkeiten nochmals intensiv mit den Fakten vertraut zu machen. Die Methodik der Fragestellung wurde so gewählt, daß sowohl die bei schriftlichen Prüfungen gebräuchlichen Auswahlfragen als auch die bei mündlichen Prüfungen üblichen Direktfragen berücksichtigt werden. Die einzelnen Lehrbücher wurden numeriert (s. Literaturhinweise) und bei den Quellenangaben im Antwortteil mit den entsprechenden Ziffern zitiert.

INHALTSVERZEICHNIS

		Seite
Vorwort		3
A.	Infektionskrankheiten	7
B.	Tuberkulose	24
C.	Krankheiten der Lunge	27
D.	Blutkrankheiten	40
E.	Herz- und Kreislaufkrankheiten	57
F.	Krankheiten des endokrinen Systems	76
G.	Erkrankungen des Stoffwechsels	93
H.	Krankheiten der Verdauungsorgane	99
	Ösophagus	99
	Magen	101
	Darm	108
	Leber	114
	Galle	121
	Pankreas	123
I.	Krankheiten der Niere und der ableitenden Harnwege	124
K.	Genetik	139
L.	Krankheiten des rheumatischen Formenkreises und Allergosen	145
Antworten		156
Literaturhinweise		189

A. INFEKTIONSKRANKHEITEN

1 Ordnen Sie folgende Krankheiten den sie zumeist verursachenden Bakterien zu:

   1. Streptokokken a) Abszeßbildung
   2. Staphylokokken b) Angina, Scharlach
   3. Escherichia coli c) Infektion der Harn- und Gallenwege, Enteritis

2 Lassen sich Virusarten auf Bakteriennährböden züchten?

3 Gegen welche Chemotherapeutika sind Rickettsien empfindlich?

   a) Sulfonamide d) Chloramphenicol
   b) Corticosteroide e) Gentamycin
   c) Tetracycline

4 Welche der folgenden Angaben charakterisieren die Exotoxine?

   a) aus Proteinen aufgebaut
   b) wirken erst nach einer Latenzzeit
   c) aus Lipopolysacchariden aufgebaut
   d) werden erst nach Absterben der Bakterien frei
   e) werden von Bakterien sezerniert

5 Was verstehen Sie unter der Virulenz eines Erregers?

   a) Lebensdauer
   b) Hitzeverträglichkeit
   c) Invasions- und Toxinbildungsvermögen
   d) Aussaat in die Blutbahn

6 Eliminieren Sie die f a l s c h e der folgenden Aussagen über die Wirkungsweise der Sulfonamide!

   a) Das Bakterienwachstum wird gehemmt, indem die Nährstoff- und Vitaminaufnahme verhindert wird.
   b) Sie verhindern das Keimwachstum und die Keimvermehrung im Sinne einer Bakteriostase.
   c) In kleinsten Dosen wachstumsfördernde, in kleineren Dosen bakteriostatische und in hohen Dosen bakterizide Wirkung.

7 Nennen Sie eine einfache klinische Maßnahme, um ein Scharlachexanthem nachzuweisen und geben Sie die Wirkungsweise an!

8   Mit welchen der folgenden Komplikationen ist bei einer Scharlacherkrankung zu rechnen?

　　a) Otitis media   d) Nephritis
　　b) Facialisparese   e) Prim. chron. Polyarthritis
　　c) Karditis   f) Rheumatisches Fieber

9   Welches der folgenden Pharmaka würden Sie zur Scharlachtherapie vorschlagen?

　　a) Aspirin   c) Penicillin
　　b) Chinin   d) Szillaren

10 Eliminieren Sie die zwei f a l s c h e n der folgenden Aussagen!

　　a) Staphylokokkenerkrankungen hinterlassen fast keine Immunität
　　b) Staphylokokken lassen sich durch das Schultz-Charlton-Auslöschphänomen nachweisen
　　c) Staphylokokken werden leichter gegenüber Antibiotika resistent als Salmonellen
　　d) Staphylokokken sind 1 My groß und grampositiv
　　e) Eintrittspforte der Staphylokokken ist vor allem der Mund

11 Ordnen Sie den folgenden Krankheitserregern das zur Therapie benötigte Antibiotikum zu!

　　1. Penicillinase bildende Staphylokokken
　　2. Streptokokken
　　3. Salmonellen
　　4. Tuberkelbakterien

　　a) Streptomycin
　　b) Chloramphenicol
　　c) Oxacillin, Methicillin
　　d) Penicillin G

12 Unterscheiden Sie zwischen Sepsis und Bakteriämie!

13 Als Wegbereiter für die Ausbreitung der Staphylokokken im Wirtsorganismus sind anzunehmen:

　　a) Hyaluronidase   c) Fibrolysin
　　b) Exotoxin   d) Enterotoxin

14 Welches Ferment ist für die Abszedierung bei Staphylokokkeninfektionen verantwortlich?

15 Ein zweijähriges Kind wird plötzlich von hohem Fieber befallen. Dabei treten Krämpfe auf. Das Blutbild zeigt eine deutliche Leukopenie. Nach drei Tagen fällt das Fieber plötzlich ab, und es erscheint ein kleinmakulöses Exanthem. Wie lautet Ihre Diagnose?

a) Scharlach
b) Masern
c) Exanthema subitum
d) Pneumonie

16 Benennen Sie die häufigsten Komplikationen bei einer Lobärpneumonie!

a) Akute Herzinsuffizienz
b) Amyloidose
c) Hirnabszeß
d) Karnifikation
e) Pleuraempyem
f) Primärkaverne

17 Nackenstarre, Kernig'- und Brudzinski'sches Zeichen, sowie Kopfschmerz lassen auf welches Krankheitsbild schließen?

18 Welche der folgenden Angaben charakterisiert das Kernig'sche Zeichen?

a) Bei passiver Neigung des Kopfes geraten die Beine in Beugestellung
b) Unmöglichkeit der Streckung der in Hüfte und Knie gebeugten Beine beim sitzenden Kranken
c) Schütteltremor der Hände

19 Bei welchen der folgenden Krankheiten ist ein positives Kernig'sches Zeichen zu beobachten?

a) Meningitis
b) Ischias
c) Tabes dorsalis
d) Urämie
e) Tetanus
f) a-e

20 Den Versuch, seinen Kopf zu heben, beantwortet der Patient mit Beugung der Knie und oft auch der Ellenbogen. Wie heißt diese Erscheinung?

a) Babinski-Zeichen
b) Brudzinski-Zeichen
c) Kernig-Zeichen

21 Welche der genannten Befunde sind bei einem Erysipel zu erwarten?

a) flächenhafte, scharfabgegrenzte Hautrötungen
b) Leukozytose mit Linksverschiebung

c) Aneosinophilie
d) beschleunigte Blutsenkung
e) Schüttelfrost
f) Hautblutungen

22 Wann können Sie frühestens einen positiven Ausfall der Gruber-Widal-Agglutinationsprobe bei Typhus abdominalis erwarten?
a) Sofort nach Krankheitsbeginn
b) 3 Tage nach Krankheitsbeginn
c) 1 Woche nach Krankheitsbeginn
d) 2 Wochen nach Krankheitsbeginn

23 Ordnen Sie folgende Symptome der entsprechenden Krankheit zu!
A: Typhus abdominalis
B: Ruhr

1. blutige Durchfälle
2. Tenesmen
3. relative Bradycardie
4. Exsikkose mit Kollaps
5. schmerzhafter Stuhldrang
6. erbsenbreiartiger Stuhl
7. treppenförmiger Fieberanstieg mit anschließender Kontinua
8. wenige Roseolen, nur am Rumpf
9. Milztumor
10. Aneosinophilie
11. Leukopenie
12. Bluteindickung

24 Die sog. Rindfleischzellen sind zu finden bei:

a) Ruhr
b) Typhus abdominalis
c) Darmtuberkulose
d) Colitis ulzerosa

25 Wo greifen die Toxine des Bacillus botulinus an und was bewirken sie?

26 Durch welchen Fiebertypus sind alle Brucellosen gekennzeichnet?

27 Welche Nachweise kennen Sie zur Sicherung der Diagnose eines Morbus BANG?

28 Ordnen Sie folgende Symptome den entsprechenden Krankheiten zu!

A: Botulismus
B: Methylalkoholvergiftung
C: Atropinvergiftung

1. Bewußtseinsstörung, Krämpfe, tiefe Kußmaulsche Atmung, Azidose, im Harn Ameisensäure
2. Akkommodationsparese, Pupillenerweiterung mit Pupillenstarre, Lähmung der Schlund- und Kehlkopfmuskulatur, Versiegen der Speichelsekretion
3. Pupillenerweiterung und Pupillenstarre, äußere Augenmuskel niemals gelähmt, Delirien, Halluzinationen

29 Ordnen Sie sinngemäß Krankheit und zugehörige Symptome!

A: Morbus BANG
B: Typhus abdominalis

1. Lang hingezogenes, wellenförmiges Fieber, Leukopenie mit relativer Lymphozytose, späte Beschleunigung der Blutsenkungsgeschwindigkeit, positive Diazo-Reaktion, flüchtige Exantheme, Milzverhärtung und Lebervergrößerung.
2. Treppenförmiger Fieberanstieg mit folgendem Kontinuum, darauf intermittierendes Fieber, relative Bradycardie, Roseolen, Milztumor, Leukopenie mit relativer Lymphocytose.

30 Sie sehen bei der Inspektion eines Patienten einen graubraunen, schmierigen, geschlossenen Belag über beiden Gaumenmandeln. Woran denken Sie zuerst?

a) Monocytenangina
b) Angina syphilitica
c) Diphtherie
d) Angina lacunaris
e) Angina Plaut Vincenti

31 Trotz aller Anzeichen einer schweren Diphtherie zeigt Ihr Patient keine erhöhten Temperaturen. Können Sie daraus eine günstige Prognose folgern?

32 Eliminieren Sie die f a l s c h e der folgenden Aussagen über die Diphtherie!

a) Die Serumbehandlung ist erst nach dem Erregernachweis angezeigt.
b) Am Rachenring sind pseudomembranöse Entzündungen zu finden.
c) Das Blutbild ist uncharakteristisch.
d) Die Inkubationszeit beträgt 2 - 7 Tage.

33 Benennen Sie die Komplikationen, auf die im Verlauf einer Diphtherieerkrankung geachtet werden muß!

a) Zentrale Vasomotorenlähmung
b) Gaumensegellähmung
c) Stenosierung der Trachea
d) Akkommodationslähmung
e) Herzmuskeldegeneration
f) a-e

34 Wählen Sie 4 Symptome, die auf eine Herzschädigung im Verlauf einer Diphtherie schließen lassen!

a) Zeichen einer Mitralinsuffizienz
b) Rhythmusstörungen
c) Kreislaufschwäche
d) Leberstauung
e) Caput Medusae

35 Eliminieren Sie die f a l s c h e n der folgenden Aussagen!

a) Diphtherie ist an keine Altersgruppe oder Rasse gebunden.
b) Die Letalität beträgt bei Erkrankung eines aktiv immunisierten Diphtheriepatienten 5 - 10 %.
c) Bei Kehlkopfdiphtherie ist Tracheotomie angezeigt.
d) Mehrfacherkrankungen kommen bei der Diphtherie vor.
e) Schwerverlaufende Diphtherieformen erfordern die Tonsillektomie.

36 Wann soll ein Patient nach einer überstandenen Diphtherie aufstehen?

a) Nach Ablösen der Beläge
b) Nach Entfieberung
c) Frühestens 14 Tage nach Entfieberung
d) Wenn keine Erreger mehr nachweisbar sind

37 Wann ist das Diphtherie-Antitoxin wirksam?

a) Wenn das Diphtherie-Toxin frei in der Blutbahn kreist.
b) Wenn das Diphtherie-Toxin schon an Zellen gebunden ist.
c) Wenn das Antitoxin mehrmals gespritzt wird.

38 Bei einem Diphtherie-Patienten stellen Sie plötzlich auftretende Blässe, keinen Puls und kalten Schweiß fest. Worauf beruht diese Komplikation?

a) Vasomotorenschwäche   c) Akute Niereninsuffizienz
b) Bradycardie

39 Zu welcher Therapie entscheiden Sie sich bei der o. a. Diphtherie-Komplikation?

a) Koffein- oder Strychnin- oder Noradrenalingabe
b) Digitalisierung
c) Sofortige Gabe von Antiserum
d) Keine besondere Therapie erforderlich
e) Sofortige Bluttransfusion erforderlich

40 Woran können Sie eine akute Gastroenteritis sicher von der Cholera asiatica unterscheiden?

a) Durch den Fiebertyp
b) Durch die Art der subjektiven Beschwerden
c) Durch charakteristische Blutbildveränderungen
d) Durch den Bakteriennachweis

41 Der PFEIFFER'sche Versuch zur Identifizierung von Choleravibrionen beruht auf einer

a) lytischen Reaktion
b) Komplementbindungsreaktion
c) Agglutinationsreaktion
d) Toxin-Antitoxin-Reaktion

42 Eliminieren Sie die f a l s c h e der folgenden Aussagen über die Cholera!

a) Im gefärbten Ausstrichpräparat liegen die Erreger in fischzugähnlicher Anordnung.
b) Die Differentialdiagnose muß sich besonders gegen Salmonellen, Shigellosen, Botulismus richten.
c) Intoxikationen müssen nicht ausgeschlossen werden.
d) Sie zählt zu den meldepflichtigen Krankheiten.

43 Welche der folgenden Maßnahmen halten Sie bei der Cholera-Therapie für vordringlich!

a) Behandlung der Exsikkose
b) Antibiotische Behandlung
c) Bluttransfusionen
d) Digitalisbehandlung

44 Welche der folgenden Symptome halten Sie für typische Cholerazeichen?

a) "spitzes", verfallenes Gesicht
b) Brechdurchfall
c) Reiswasserstühle
d) Untertemperatur, Pulslosigkeit, Harnverminderung
e) Azidose

45 Welche der folgenden Infektionskrankheiten in der Schwangerschaft können zu schweren Mißbildungen oder Totgeburten führen?

a) Gonorrhoe   d) Toxoplasmose
b) Hepatitis epidemica e) Röteln
c) Listeriose   f) Lues

46 Schließt der negative Ausfall des Wassermannschen Serotestes den Verdacht auf eine Syphilis völlig aus?

a) ja
b) im 1. Stadium nicht
c) im 3. Stadium nicht

47 Benennen Sie den Lues-spezifischen Test!

a) Meinicke-Test   c) Nelson-Test
b) VDRL-Flockungstest   d) Wassermannscher Serotest

48 Wann würden Sie den Nelson-Test als positiv beurteilen?

Bei a) weniger als 20% spezifischer Immobilisation
     b) 20 - 49% spez. Immobilisation
     c) über 50% spez. Immobilisation

49 Mit welcher Komplikation müssen Sie bei einer Penicillin-Stoß-Therapie der frischen Lues rechnen?

a) Anaphylaktische Reaktion (Herxheimer-Reaktion)
b) Toxische Leberschädigung
c) Braune Herzatrophie
d) keine der genannten Komplikationen tritt ein

50 Geben Sie einen Therapievorschlag zur Behandlung der primären Lues!

51 Benennen Sie die drei zutreffenden Aussagen!

a) Das "Kommabazillus" entdeckte Robert Koch 1883.
b) Der Cholera-Krankheitsverlauf ist beschrieben als ein Brechdurchfall, der in wenigen Stunden zum Tode führt, als mittel-

schwere Diarrhoen und als abortiv verlaufende Infekte.
c) Die Inkubationszeit der Cholera beträgt 1 - 5 Wochen.
d) Die Cholera ist endemisch in Südostasien.

52 Wähle das typische Erscheinungsbild aller Leptospirosen!

a) Plötzlicher Fieberanfall, der sich bis zum Abklingen der Krankheit nach 3 - 4 Wochen auf gleicher Höhe hält.
b) Fieberanfälle in 2 oder mehr voneinander abgesetzten Wellen, unter Beteiligung von Leber, Niere und Magen.
c) Gleichmäßig hohes Fieber mit Erbrechen, Durchfall und Schwindelanfällen.

53 Befund: Plötzlicher Schüttelfrost mit Kollapszeichen, biphasischer Fieberverlauf mit relativer Bradycardie, Wadenschmerzen, Meningismus, Konjunktivitis, petechiale Blutungen, am 5. Krankheitstag Ikterus mit Leberschwellung. Welche Diagnose ist die wahrscheinlichste?

a) Typhus
b) Lobäre Pneumonie
c) Ikterus infectiosus WEIL
d) Hepatitis epidemica

54 Mit welchem Test sichen Sie die Diagnose Flecktyphus?

a) Meinicke-Test
b) Weil-Felixsche Reaktion
c) Wassermannscher Serotest
d) Kahnscher Test

55 Welches Enanthem tritt bei Scharlach auf?

a) "Himbeerzunge"
b) Kopliksche Flecken
c) "Lackzunge"

56 Bei welchen der angeführten Krankheiten besteht eine biphasische Fieberkurve?

a) Scharlach
b) Masern
c) Röteln
d) Typhus abdominalis
e) Variola
f) Fleckfieber
g) M. Heine Medin

57 Was müssen Sie zur Bekämpfung einer Fleckfieberseuche vor allem veranlassen?

58 Wählen Sie die durch Rickettsien verursachten Infektionskrankheiten!

a) Fleckfieber
b) Flecktyphus
c) Katzkratzkrankheit
d) Psittacosis
e) Q-Fieber
f) Pappatacifieber
g) Wolhynisches Fieber

59 Ordnen Sie die Inkubationszeiten zu den entsprechenden Infektionskrankheiten!

1. Diphtherie
2. Serumhepatitis
3. Masern
4. Typhus abdominalis
5. Lyssa
6. Variola

a) 9 - 11 Tage
b) 3 - 5 Tage
c) 7 - 28 Tage
d) 40 - 180 Tage
e) 8 Tage bis Monate
f) 12 Tage

60 Variola können diagnostiziert werden durch:

a) Nachweis mit spez. Antigen in Material aus Hautläsionen durch Komplementbindungsreaktion.
b) Nachweis im Elektronen- oder Lichtmikroskop.
c) Durch Erregernachweis auf Agar-Gel.
d) Durch Identifizierung im bebrüteten Hühnerei.

61 Ordnen Sie folgende Symptome zu den entsprechenden Krankheiten!

A: Variola
B: Varizellen

1. Bei Ausbruch des Exanthems Fieberanfall
2. Gleichzeitiges Auftreten aller Effloreszenzen
3. Keine Prodromalerscheinungen
4. Untypische Prodromalerscheinungen
5. Auftreten des Exanthems in Schüben
6. Abheilen unter Narbenbildung

62 Bei welcher der folgenden Krankheiten können die Exantheme gewöhnlich auf den Rumpf beschränkt bleiben?

a) Flecktyphus
b) Typhus abdominalis
c) Röteln
d) Masern

63 Welche Personengruppe muß besonders vor dem Kontakt mit Patienten, die an Röteln leiden, gewarnt werden?

a) Kinder unter 6 Jahren
b) Schwangere
c) Jugendliche, die noch nicht an Masern erkrankt waren

64 Welcher Blutbefund ist bei Röteln nicht zu erwarten?

a) Leukozytopenie
b) Lymphozytose mit reichlich Jugendformen
c) 5 - 10% Plasmazellen
d) Eosinophilie

65 Was unternehmen Sie bei einer Schwangeren, die mit einer an Röteln erkrankten Person in Kontakt gekommen ist?

a) Gabe von Sulfonamiden
b) Gabe von Gamma-Globulin
c) Abwarten bis zum Ausbruch des Exanthems
d) Gabe von Antiserum

66 Welches der folgenden Medikamente ist bei Varizellen zu vermeiden?

a) Korticosteroide
b) Antibiotika
c) Sulfonamide

67 Geben Sie die Lokalisation des Herpes zoster an!

a) Entsprechend der Dermatome
b) Immer gürtelförmig
c) Über den ganzen Körper verstreut
d) Hauptsächlich an den Extremitäten

68 Der Sabin-Feldmann-Test zur Diagnose der Toxoplasmose beruht auf dem

a) direkten Nachweis der Protozoen
b) indirekten Nachweis der Exotoxine der Protozoen
c) quantitativen Serofarbnachweis von thermostabilen Antikörpern gegen Toxoplasma gondii
d) gleichen Prinzip wie die Tuberkulin-Reaktion bei der Tuberkulose

69 Wählen Sie die richtige Aussage über die Häufigkeit der Toxoplasmoseinfektion!

a) Etwa 50% der Bevölkerung Deutschlands sind infiziert.

b) Kommt fast ausschließlich bei Katzen und Schweinen vor.
c) Sie ist eine äußerst seltene Krankheit.

70 Benennen Sie die richtigen Aussagen über die Toxoplasmose!

a) Ein charakteristisches Krankheitsbild ist unbekannt.
b) Die meisten Infektionen verlaufen stumm.
c) Sie wird durch Protozoen verursacht.
d) Es besteht keine Meldepflicht.

71 Wann kommt es zur diaplazentaren Infektion des Feten mit Toxoplasmose-Erregern?

a) Wenn bei der Mutter ein positiver Seronachweis vorliegt
b) Wenn die Mutter eine aktive, akute Toxoplasmose hat
c) Wenn die Mutter eine stumme Toxoplasmose hat

72 Welche Testergebnisse sind erforderlich, um zweifelsfrei eine akute Toxoplasmose zu sichern?

a) Positiver Sabin-Feldmann-Test (SFT)
b) Positive Komplementbindungsreaktion (KBR)
c) Positive im Titer ansteigende KBR und positiver SFT
d) Kein Test ist spezifisch

73 Eliminieren Sie die f a l s c h e der folgenden Aussagen über die Listeriose!

a) Die Listerien führen zu einem charakteristischen Krankheitsbild.
b) Die Diagnose wird durch den Erregernachweis gesichert.
c) Tetrazycline in Kombination mit Sulfonamiden haben eine gute Wirkung auf Listerien.
d) Bei Verdacht ist sofortige Therapie erforderlich.

74 Kann eine Syphilis von der Infektiösen Mononukleose durch die Wassermannsche Reaktion abgegrenzt werden?

75 Welche der folgenden Zellarten sind bei der Infektiösen Mononukleose vermehrt?

a) Monozyten
b) Leukozyten
c) Plasmazellen
d) alle 3 Zellarten
e) a und c

76 Welche Therapie schlagen Sie bei Grippe-Erkrankungen vor?

a) Antibiotika
b) symptomatische Behandlung
c) keine medikamentöse Therapie
d) Isolation der Patienten und Bettruhe

77 Befällt das die Parotitis epidemica hervorrufende Virus auch andere Drüsen?

78 Ordnen Sie die Inkubationszeiten zu den entsprechenden Krankheiten!

1. 18 - 21 Tage   a) Parotitis epidemica
2. 1 - 2 Tage   b) Grippe
3. 4 - 10 Tage   c) Poliomyelitis
4. 12 Tage   d) Pocken
5. 1 - 4 Wochen   e) Typhus

79 Benennen Sie die wichtigsten Komplikationen der Parotitis epidemica!

a) Meningitis   d) Hepatitis
b) Pankreatitis   e) Oophoritis
c) Orchitis   f) Nephritis

80 Welche Krankheitsbilder müssen Sie zur Klärung der Parotitis epidemica ausschalten?

81 Welche der folgenden Krankheiten ähneln sich in ihrem äußeren Bild?

a) Weilsche Krankheit   d) Ruhr
b) Gelbfieber   e) Masern
c) Hepatitis epidemica   f) Q-Fieber

82 Ordnen Sie die Liquorbefunde den entsprechenden Krankheiten zu!

A: Poliomyelitis
B: Eitrige Meningitis
C: Tuberkulöse Meningitis

1. Spinngewebgerinnsel, verminderter Liquorzucker, Bakterienbefund
2. Liquor klar, hoher Druck, Zell- und Eiweißvermehrung
3. Getrübter Liquor, Bakterienbefund

83 Bei der Differentialdiagnose des Tetanus denkt man an eine Meningitis, eine Strychninvergiftung, eine Trichinose oder eine Tetanie. Mit welcher der folgenden diagnostischen Maßnahmen können Sie eine Meningitis ausschließen?

   a) Liquoruntersuchung
   b) Elektrolytbestimmung im Blutserum
   c) Blutbild
   d) Beurteilung des Tonus nach einem klonischen Anfall

84 Ist es sinnvoll, nacheinander eine Spritzimpfung nach Salk und eine Schluckimpfung nach Sabin durchzuführen?

85 Eliminieren Sie die f a l s c h e der folgenden Behauptungen über die Poliomyelitis!

   a) Längere Transporte von Patienten mit Poliomyelitis im präparalytischen Stadium sind zu vermeiden!
   b) Die Poliomyelitis gehört zu den Arbo-Viren-Krankheiten
   c) Die Erreger haften auf der Schleimhaut des Digestionstraktes
   d) Bei der bulbären Form der Poliomyelitis ist die Letalität sehr hoch
   e) Es sind schon Verdachtsfälle meldepflichtig

86 Ist es möglich, das Poliomyelitis-Virus im Stuhl nachzuweisen?

87 Wie werden die Poliomyelitis-Viren übertragen?
   Durch:

   a) Kontaktinfektion
   b) Schmutz- und Schmierinfektion
   c) Tröpfcheninfektion

88 3 Tage nach einem Hundebiß treten bei einem Patienten Krampfanfälle auf. Können Sie Tollwut mit an Sicherheit grenzender Wahrscheinlichkeit ausschließen?

89 Wie lange bietet eine Schutzimpfung gegen Tollwut Sicherheit?

   a) unbegrenzt   c) 6 Monate
   b) 6 Jahre   d) 3 Jahre

90 Welche der folgenden Behauptungen treffen bei der Tollwut zu?

   a) Lyssa-Viren breiten sich auf dem Nervenweg entlang der Neuronen bis zum ZNS aus.
   b) Nach dem paralytischen Stadium tritt das Exzitationsstadium auf.

c) Das Reizen der Schleimhäute im Exzitationsstadium löst Schlundmuskelkrämpfe aus.
d) Zur aktiven Immunisierung sind im allgemeinen 14 Vakzine-Injektionen nötig.
e) Nachweis durch die sog. Negrischen Körperchen

91 Wie heißt die häufigste Komplikation, die sich nach einer Amöbenruhr einstellen kann?

92 Benennen Sie den Erreger der Amöbenruhr!

a) Entamoeba histolytica   c) Plasmodium vivax
b) Escherichia coli   d) Trypanosoma gambiense

93 Schildern Sie kurz das rektoskopische Bild, das Sie bei einer Amöbenruhr vorfinden!

94 Wie kann das Malaria-Plasmodium nachgewiesen werden?

a) Nur in den Erythrozyten bei Fieberschüben
b) Im Serum bei Fieberschüben
c) Immer in den Erythrozyten nachweisbar
d) Im Stuhlausstrich
e) Im Liquor bei Fieberschüben

95 Welches ist die gefährlichste der drei Malariaarten?

96 Bei welchen der folgenden Infektionskrankheiten soll eine Stuhlprobe zum Erregernachweis eingeschickt werden?

a) Ascariden-Infektion   c) Darmprotozoen-Infektion
b) Ruhr   d) Oxyuren-Infektion

97 Zur Moniliasis kann es kommen durch die Infektion mit:

a) Candida albicans
b) Epidermophyton floccosum
c) Achorion Schönleini
d) Microsporon furfur

98 Welche der folgenden Trematodenarten verursacht das "febrile, eosinophile Syndrom" (ein rechtsseitiges Oberbauchsyndrom mit Lebervergrößerung, Choledochusverschluß, Leberschaden, septische Cholangitis)?

a) Pargonismus westermanni
b) Fasciola hepatica
c) Fasciolopsis buski

99 Ordnen Sie die Krankheiten den sie verursachenden Virusgruppen zu!

1. Poliomyelitis
2. Konjunktivitis
3. Grippe
4. Varizellen, Zoster
5. Ornithose-Pneumonie

a) Adenoviren
b) Picornaviren
c) Herpesviren
d) Myxoviren
e) Psittakose-Lymphogranuloma-inguinaleviren

100 Wähle den für die Plaut-Vincentsche Angina charakteristischen Befund!

a) Stippchenförmige, grau-weißliche Beläge auf den entzündeten Tonsillen
b) Flächenhafter, schmutzig-bräunlicher Belag, der auf das tief ulzerierte Tonsillarbett beschränkt ist
c) Meist einseitige, tief nekrotisierende Tonsillarerkrankung mit schmutzig-grauen, blutenden, bisweilen auf die Mundschleimhaut übergehenden Belägen

101 Welche der folgenden Behauptungen treffen auf die Tetracycline zu?

a) Sie sind reine Bakteriostatika
b) Sie sind sehr gut liquorgängig
c) Häufig Unverträglichkeiten von Seiten des Magen-Darm-Trakts.

102 Ordnen Sie folgende Aussagen den beiden Antibiotika zu!

A: Erythromycin
B: Chloramphenicol

1. Mittel der Wahl bei Salmonellosen, besonders bei Typhus
2. Wirkungsspektrum deckt sich etwa mit dem der Tetracycline
3. Wirkt nur auf grampositive Mikroorganismen
4. Soll als "Reserveantibiotikum" eingesetzt werden

103 Wählen Sie zwei Antibiotika, die therapeutisch gegen Pilzinfektionen eingesetzt werden.

a) Penicillin G
b) Nystatin
c) Griseofulvin
d) Tetracycline
e) Chloramphenicol

104 Welche der folgenden, von Kokken verursachte Erkrankung führt oft akut mit Fieber, Durchfall, Erbrechen und protrahiertem Kollaps ohne Behandlung zum Koma mit tödlichem Ausgang?

a) Lobärpneumonie
b) Erysipel
c) Endocarditis lenta
d) Meningokokken-Meningitis
e) Waterhouse-Friedrichsen-Syndrom

105 Von einer "Kreuzresistenz" spricht man, wenn

a) bei der Resistenzentwicklung eines Erregers gegen ein Antibiotikum gleichzeitig andere Erreger gegen dasselbe Antibiotikum resistent werden.
b) ein Erreger unter der Behandlung mit einem Antibiotikum gleichzeitig auch gegen bestimmte andere Antibiotika resistenz wird.
c) mehrere Erregergruppen gegen ein Antibiotikum resistenz werden.

106 Bei welcher der folgenden Erkrankungen ist der Antistreptolysin-Titer-Anstieg von diagnostischer Bedeutung?

a) Arthrosis deformans
b) Lupus erythematodes
c) Akutes rheumatisches Fieber
d) Caplan-Syndrom
e) Primär chronische Polyarthritis
f) Rundherdsilikose ohne chronische Polyarthritis
g) Rheumatisches Vitium ohne Aktivität

B. TUBERKULOSE

107 Welche der folgenden Untersuchungsmethoden sagt am wenigsten über die Tuberkulose aus?

a) Tuberkulin-Test
b) Perkussion des Thorax
c) Auskultation
d) Röntgenbild
e) Sputumuntersuchung

108 Als Symptom des tuberkulösen Frühinfiltrats kann angesehen werden:

a) plötzlich auftretendes Fieber
b) Appetitlosigkeit
c) spärlicher Auswurf
d) ein grippeähnliches, uncharakteristisches Krankheitsbild

109 Wie beurteilen Sie die Prognose einer produktiven Tbc, wenn das Blutbild eine Lymphozytose mit Eosinophilie zeigt?

a) ungünstig
b) infaust
c) günstig

110 Häufige Folgen einer ausgedehnten Lungenzirrhotisierung sind:

a) obstruktive Bronchitiden
b) respiratorische Insuffizienz
c) chronisches Cor pulmonale
d) a-e

111 Ordnen Sie die zusammengehörigen Begriffe zur Stadieneinteilung der Tbc (nach Ranke)!

1. Primärstadium
2. Sekundärstadium
3. Tertiärstadium

a. hämatogene Streuung
b. lymphogene Streuung
c. chr. Lungenphthise des Erwachsenen

112 Laborbefunde: Liquordruck erhöht, Zellzahl im Liquor 1500/3, vorwiegend Lymphozyten, feines Spinnwebgerinnsel, Liquorzucker erniedrigt

Klinisches Bild: Nackensteife, Abducenslähmung. Diagnose?

113 Eliminieren Sie die falsche der folgenden Aussagen über die Tuberkulose!

a) Von den aus Sanatorien Entlassenen bekommen etwa 30% Rückfälle.
b) Selbst nach Resektionen ist mit 5 - 10% Rezidiven zu rechnen.
c) Keine besondere Rezidivgefahr besteht im höheren Alter oder bei gleichzeitigem Diabetes mellitus.
d) Unter den etwa 1 Million Menschen mit inaktiver Lungentuberkulose in der Bundesrepublik ist jährlich in 2,5 - 3% mit einer Aktivierung zu rechnen.

114 Welche Therapieform würden Sie beim tuberkulösen Frühinfiltrat anwenden?

a) Pneumothorax
b) Phrenikusexhairese
c) Bronchusdrainage
d) Lobektomie
e) Langzeit-Chemotherapie

115 Welche der folgenden Pharmaka wirken tuberkulostatisch?

a) Isoniacid
b) p-Amino-Salicylsäure
c) Streptomycin
d) Chloramphenicol
e) Penicillin
f) a-c
g) d, e

116 Wann wird der Tuberkulin-Hauttest nach der ersten Ansteckung mit Tuberkelbazillen positiv?

a) nach 3 - 8 Tagen
b) nach 1 - 2 Wochen
c) nach 3 - 11 Wochen
d) nach 14 - 20 Wochen

117 Wie reagieren nicht-tuberkulöse Personen auf die Injektion von 0,2 mg Tuberkulin?

a) Es bildet sich sofort eine Herdreaktion an der Injektionsstelle.
b) Erst nach einigen Tagen tritt eine Reaktion auf.
c) Diese Menge wird symptomlos toleriert.

118 Der Tuberkulin-Test nach Moro wird ausgeführt, indem

a) eine intracutane Quaddelsetzung mit Tuberkulin erfolgt.
b) mit einem Spezialbohrer eine Hautläsion gesetzt und das Tuberkulin eingebracht wird.
c) die Haut mit Tuberkulinsalbe eingerieben wird.

119 Wann ist der Tuberkulin-Test von praktisch-diagnostischer Bedeutung?

a) Besonders im Alter
b) Bei Schutzgeimpften
c) Nach ausgeheiltem Primäraffekt
d) Bei nicht gegen Tbc Schutzgeimpften

120 Der eindeutige Nachweis von Tuberkelbazillen im Sputum gelingt

a) durch Gram-Färbung
b) durch Aldehydbildung auf Endo-Platte
c) durch Nachweis des Ektotoxins
d) durch Kultur mit Färbung
e) durch den Tierversuch

121 Die BCG-Impfung soll durchgeführt werden

a) wenn der Tuberkulintest negativ ausfällt.
b) wenn der Tuberkulintest positiv ausfällt.
c) nur im Säuglingsalter.
d) auf keinen Fall beim Neugeborenen.

C. KRANKHEITEN DER LUNGE

122 Was verstehen Sie unter der Ellis-Damoiseauschen Linie?

123 Eliminieren Sie die falsche Behauptung über das amphorische Atmen!

a) In glattrandigen Hohlräumen entstehen regelmäßige, stehende Wellen.
b) Es ist nur über großen Kavernen, die nicht zu weit von der Thoraxwand entfernt liegen dürfen, wahrnehmbar.
c) Das amphorische Atmen klingt nicht so scharf wie Bronchialatmen.
d) Es entsteht als Wirbelgeräusch an den Verzweigungen der größeren Bronchien.

124 Von puerilem Atmen spricht man

a) bei einem verschärften Exspirium von Jugendlichen.
b) wenn bei Jugendlichen Schleimmembranen oder Schleimfäden in den Bronchien schwingen.
c) wenn ein Bronchus mit entzündlichem Exsudat von Luft durchströmt wird.
d) bei einem verschäften Inspirium bei Jugendlichen.
e) bei keiner der obigen Erläuterungen.

125 Sie lassen Ihren Patienten die Zahl 66 flüstern und auskultieren über der Lunge. Über Infiltrationen ist die Flüstersprache

a) lauter und schärfer
b) gedämpfter und verschwommen
c) wie bei gesundem Lungengewebe
d) nicht zu hören

126 Der Stimmfremitus ist verstärkt

a) bei Pleuraergüssen und -schwarten
b) beim Pneumothorax
c) bei infiltrativen Lungenprozessen
d) bei keiner der angegebenen Schädigungen

127 Ordnen Sie die Perkussions-Schallqualitäten zu den entsprechenden Erkrankungen!

1. Hypersonorer Klopfschall (Schachtelton)
2. Schallverkürzung
3. Dämpfung

a) Pneumothorax
b) pneumonische Infiltration
c) Pleuraerguß
d) Emphysem
e) Atelektase

128 Eine verminderte Atemverschieblichkeit der Lungengrenzen ist festzustellen

a) beim Emphysem
b) bei Adipositas
c) bei Miliartuberkulose
d) beim Morbus Boeck

129 Welcher der folgenden Auskultationsbefunde der Lunge ist praktisch nur im Inspirium zu hören?

a) Vesikuläratmen
b) Bronchialatmen
c) Pleuritisches Reibegeräusch
d) Amphorisches Atmen

130 Das Hyperventilations-Syndrom wird verursacht durch eine

a) respiratorische Azidose
b) Retention von CO_2
c) Respiratorische Alkalose
d) Kohlenmonoxyd-Vergiftung

131 Ein lange bestehendes Lungenemphysem ruft hervor:

a) Hypertrophie des linken Ventrikels
b) hohen Blutdruck im großen Kreislauf
c) Cor pulmonale
d) Versagen der linken Herzkammer
e) Respiratorische Alkalose

132 Die steigende Häufigkeit von Lungenkrebs kann beruhen auf:

a) der exakteren Diagnose
b) der Verlängerung des Lebens
c) dem stärkeren Achtgeben auf die Krankheit
d) der stärkeren Exponierung zu krebserregenden Substanzen

133 Welche Form des autonomen Nervensystems wirkt in der Lunge bronchokonstriktorisch?

134 Ordnen Sie die folgenden Befunde den entsprechenden Ventilationsstörungen zu!

1. obstruktive Ventilationsstörung
2. restriktive Ventilationsstörung

a) Erhöhung des Residualvolumens
b) Verminderung der dynamischen Atemgrößen
c) relativ normale dynamische Atemgrößen
d) normale Atemwiderstände
e) erhöhte Atemwiderstände
f) Verminderung der Lungenvolumina mit mäßiger Erhöhung des Residualvolumens

135 Eine durch Pleuraschwarten gefesselte Lunge ist ein Beispiel für eine

a) obstruktive Ventilationsstörung
b) restriktive Ventilationsstörung
c) keine von beiden
d) a, b

136 Erklären Sie den Begriff Partialinsuffizienz!

137 Ordnen Sie die zusammengehörigen Begriffe!

1. Cheyne-Stokessche Atmung
2. Biotsche Atmung
3. Kussmaulsche Atmung

a) Tiefe Atmung bei metabolischer Azidose
b) Perioden der Apnoe wechseln mit einer an- und abschwellenden Atemamplitude der Atemexcursionen
c) Auf die Apnoe folgen gleichgroße Atemzüge

138 Eliminieren Sie die falsche der folgenden Behauptungen!

a) Der Gasaustausch innerhalb der Alveole erfolgt nach rein physikalischen Gesetzen.
b) Eine Steigerung der Ventilation ist um das 3 - 4 fache möglich.
c) Eine Hemmung der Inspiration erfolgt durch den Hering-Breuer-Reflex.
d) Der Lungenkreislauf besitzt 2 arterielle und venöse Gefäßsysteme.
e) Bei jeder Atemperiode fallen etwa 2 Herzschläge in das Exspirium und nur 1 Herzschlag in das Inspirium.

139 Welche zwei Formen der erworbenen Atelektasen kennen Sie?

140 Ordnen Sie den Sputumbefund dem zugehörigen Krankheitsbild zu!
1. Hellrotes, weißschaumiges Blutwasser-Sputum
2. Schmutziges, stark stinkendes, zwetschgenbrühfarbenes Sputum
3. Glasig-graues Sputum mit eosinophilen Zellen und Charcot-Leydenschen Kristallen
4. Schmutzig-graugelbes, geballtes Sputum
5. Geballtes, eitrig-gelbes "Münzensputum"

a) Kavernöse, sekundär infizierte Tuberkulose
b) Asthma bronchiale
c) Lungengangrän
d) Akutes Lungenödem
e) Tracheitis catarrhalis

141 Wählen Sie jene Angaben, die für Kompressionsatelektasen verantwortlich sein können!
a) Operation
b) Tumor
c) Pleuraerguß
d) a-c

142 Ordnen Sie die möglichen Therapievorschläge zu den entsprechenden Krankheiten!
1. Chronische, trockene Bronchitis
2. Feuchte, chronische Bronchitis
3. Eosinophiler Katarrh
4. Putride Bronchitis

a) Therapie mit Aerosolen und Breitbandantibiotika
b) Kuraufenthalt in trockenem, warmem, konstantem Klima
c) Ausschaltung des Antigens
d) Feuchthalten der Zimmerluft

143 Was veranlassen Sie, wenn ein 50-jähriger Patient zwei Wochen lang hustet und nicht auf konservative Behandlung anspricht!
a) Thorakotomie
b) Prednison-Stoßtherapie
c) Thoraxaufnahmen in 2 Ebenen
d) Röntgenologische Kontrastmittelfüllung der Bronchien

144 Welche diagnostischen Möglichkeiten stehen Ihnen zur Verfügung, um einen verdächtigen Röntgenbefund der Lunge zu klären?

145 Befund: Maulvolle Expektoration mit typischer Dreischichtung des Sputums, chronische Sinusitis, Situs inversus.
Diagnose?

146 Deuten Sie folgende klinische Symptome:
Zeichen einer Emphysembronchitis, erhebliche Belastungsdyspnoe, Polyglobulie, Uhrglasnägel, Ruhetachycardie, auskultatorisch akzentuierter P II-Ton!

147 Was verstehen Sie unter dem "Sahlischen Venenkranz"?

148 Eliminieren Sie die f a l s c h e der folgenden Aussagen über das chr. substantielle Lungenemphysem!
a) Es ist eine herdbezogene Destruktion der überblähten Alveolen im Bereich der obstruktiven chr. Bronchitis.
b) Es ist eine fortschreitende Lungenparenchymverödung.
c) Die Ventilationsbehinderung geht mit einer Perfusionsbehinderung einher.
d) Ursache ist der Funktionsverlust elastischer Fasern und der Alveolenmuskulatur, die zu einer schlaffen Erweiterung der Alveolen führen.

149 Beschreiben Sie die röntgenologischen Stadien der Silikose!

150 Eliminieren Sie die f a l s c h e der folgenden Aussagen über die Silikose!
a) Sie wird von kieselsäurehaltigen Staubarten verursacht.
b) Die Staubherde bevorzugen die Lungenspitze.
c) Sie ist eine meldepflichtige Berufserkrankung.
d) Nicht selten pfropft sich auf eine Silikose eine Tuberkulose auf.
e) Das chronische bronchitische Syndrom der Silikose zeichnet sich auch durch Symptome der chr. progredienten Emphysembronchitis aus.

151 Worum handelt es sich histologisch beim Löffler-Syndrom (= primäre akute Pneumonie durch Allergie)?

152 Beschreiben Sie folgende klinische Symptome, die beim Löffler-Syndrom auftreten!

1. Temperatur   3. Röntgenbefund
2. Blutbild   4. Sputumbefund

153 Auf Antibiotika sprechen an:
   a) Lungenfibrose
   b) Friedländer-Pneumonie
   c) Akute Lobärpneumonie
   d) Löffler-Syndrom

154 Geben Sie Richtlinien zur Pneumonietherapie an!

155 Welche Viruspneumonien behandeln Sie mit Tetrazyklinen?
   a) Adeno-Viren-Pneumonie
   b) Masern-Pneumonie
   c) Ornithose-Pneumonie

156 Befund: Fieber ohne Schüttelfrost, trockener Reizhusten, kein oder nur spärlicher Auswurf, Kopfschmerzen, geringer physikalischer Lungenbefund (bei Auskultation und Perkussion!), im Gegensatz dazu deutliche röntgenologische Befunde, nicht-lobär begrenzte, wechselnd intensive, wandernde Verschattungen; Neutropenie mit evtl. lymphatischer Reaktion.
   Diagnose?

157 Bei einem Patienten mit Pneumonie wird der Kälteagglutinationstest durchgeführt. Worauf beruht diese Reaktion?

158 Worauf läßt der positive Ausfall des Kältetests schließen?

159 Ist dieser Test streng spezifisch?

160 Welches sind die häufigsten Erreger der nichtbakteriellen Pneumonien Erwachsener?
   a) Influenza-Viren
   b) Parainfluenza- und REO-Viren
   c) Ornithose-Viren
   d) Mycoplasma pneumoniae (= Eaton-Liu-Erreger)
   e) Rickettsia coxiella burneti

161 Befund: Plötzlicher Schüttelfrost und Fieberanstieg auf 40° ohne vorherige Allgemeinsymptome, Herpes labialis, kontinuierlicher Fiebertypus mit nur geringen morgendlichen Remissionen, atemsynchrone Schmerzen, flache und frequente Atmung, rostbraunes Sputum.
   Diagnose?

- 33 -

162 Ordnen Sie den folgenden histologischen Pneumoniestadien die entsprechenden Befunde zu!

A: Rote Hepatisation
B: Graue Hepatisation
C: Gelbe Hepatisation

a) Fibrineinlagerung und Leukozyteninfiltration
b) Lyse der Fibrinnetze und Blutkörperchen
c) Hyperämie mit Anschoppung und Erythrozyten in die Alveolen

163 Die Crepitatio redux hört man bei einer Lobärpneumonie

a) bei der Ausfüllung der Alveolen mit flüssigem Exsudat.
b) bei der beginnenden Lösung des Infiltrats.
c) bei Schüttelfrost.
d) bei der roten Hepatisation.

164 Beschreiben Sie den typischen Befund einer Thoraxaufnahme bei einer mindestens 3 Tage bestehenden Lobärpneumonie!

165 Wählen Sie die richtigen Aussagen über das Blutbild bei der Lobärpneumonie!

a) Der Blutbefund weist auf eine absolute Polyzythämie
b) Leukozytose von 10.000 - 40.000 mit Linksverschiebung der Neutrophilen, die toxische Veränderungen zeigen
c) Wiedererscheinen der Eosinophilen zeigt Eintritt der Besserung ("Morgenröte")
d) Thrombozyten sind stark vermehrt

166 Eliminieren Sie den bei einer Lobärpneumonie nicht zu erwartenden Laborbefund!

a) Stark beschleunigte Blutsenkung
b) Verkürzung des Weltmann-Bandes
c) O_2-Sättigung des Blutes normal
d) Deutlicher Transaminasenanstieg
e) C-reaktive Proteine positiv

167 Befund: Der Patient leidet an rezidivierenden Bronchopneumonien mit Fieber und Kräfteverfall.
Röntgenologisch treten Lungenbilder wie bei einer disseminierten grobknotigen Tuberkulose auf.
Woran müssen Sie außer an eine Tuberkulose denken?

168 Wie können Sie die Diagnose des o. a. Krankheitsbildes sichern?

169 Wie läßt sich der pulmonale Hochdruck verifizieren?

a) Messung des Jugularis-Druckes
b) Durch das EKG
c) Durch Herzkatheter mit Bestimmung der Druckverhältnisse in der Arteria pulmonalis

170 Ein mit Salzsäure und 10%iger Ferrocyankalium-Lösung versetztes Sputum zeigt blaue Pünktchen. Woran müssen Sie denken?

a) An Tuberkelbakterien
b) Elastische Fasern
c) Myelin
d) sog. Herzfehlerzellen

171 Wählen Sie die beim Asthma bronchiale typischen Ventilationsstörungen!

a) Verkleinerung der Vitalkapazität, besonders der inspiratorischen Reserveluft
b) Erhöhung der respiratorischen Mittellage
c) Starke Erhöhung des Residualvolumens
d) Verminderung des Atemgrenzwertes
e) Exspirationsphase ist verlängert
f) a-e

172 Welche der folgenden Aussagen über den Bronchialasthmaanfall treffen nicht zu?

a) Es können Störungen des Wasser- und Mineralhaushaltes auftreten.
b) Während des Anfalls Oligurie.
c) Nach dem Anfall Polyurie.
d) Er wird durch spezifische Allergene ausgelöst.
e) Mischformen von Herzinsuffizienz und Asthma bronchiale kommen vor allem bei älteren Kranken vor.
f) Beim Anfall schwillt die Bronchialschleimhaut urtikariaähnlich an, und die glatte Bronchiolenmuskulatur kontrahiert sich.

173 Nennen Sie die typischen klinischen Hauptsymptome des Status asthmaticus!

174 Welcher typische Blut- und Sputumbefund kann auf eine allergische Genese des Asthma bronchiale hinweisen?

175 Welche Pharmaka sind bei der Behandlung eines Asthmaanfalls zu vermeiden?

a) Phenothiazinderivate
b) Morphin
c) Corticosteroide
d) ACTH
e) Euphyllin oder Alupent
f) Barbiturate

176 Wie läßt sich hinsichtlich der Dyspnoe das Asthma bronchiale vom Asthma cardiale abgrenzen?

177 Welchen Klopfschall erwarten Sie bei einem Patienten mit Asthma bronchiale?

a) Geringe bis deutliche Dämpfung
b) Tympanie
c) Hypersonoren Schachtelton
d) Keine der genannten Schallqualitäten

178 Folgende spirometrische Größen sind gegeben:
Vergrößerung des minimalen Lungenvolumens auf 45-55% des maximalen Lungenvolumens, Atemstoßwert 55-60% (= 1,5 l), Atemgrenzwert 50 l. Die tolerierte Belastungshöhe liegt bei 50 - 70 Watt.
Um welches Emphysem handelt es sich?

a) Mäßiges
b) Mittelschweres
c) Schweres

179 Unterscheiden Sie zwischen Partialinsuffizienz und Globalinsuffizienz!

180 Welches Ergebnis erwarten Sie bei einem dynamischen Test zur Prüfung der Lungenfunktion im Falle einer restriktiven Ateminsuffizienz?

181 Was messen Sie beim Tiffeneau-Test?

182 Was verstehen Sie unter dem Atemgrenzwert?

183 Bei der Lungengangrän handelt es sich um:

a) Karnifikation des Lungengewebes
b) Einschmelzung von Lungengewebe durch Staphylokokken
c) Einschmelzung von Lungengewebe durch Anaerobier
d) Eine verkäsende Lymphknotentuberkulose

184 Befunde: Im Röntgenbild der Lunge scharf begrenzter Rundherd mit Spiegelbildung und Lufthaube. Welche der folgenden Deutungen ist am wahrscheinlichsten?

a) Lungenabszeß
b) Lungengangrän
c) Miliartuberkulose

185 Befund: 30-jährige Frau zeigt Lymphknotenschwellungen. Die Thoraxaufnahme ergibt hiläre, knollige Lymphknotenschwellungen. Die Tuberkulin-Hautprobe ist negativ.
Ferner: Erythema nodosum, Iridozyklitis.
Verdacht?

186 Welche der folgenden Aussagen trifft bei der Boeckschen Krankheit im Stadium III zu?

a) Hiläre, knollige Lymphknotenschwellung (biliäre Adenopathie)
b) In den Lungenmittelfeldern fleckig-netzartige Zeichnungen
c) Irreversible Fibrose mit entsprechenden Rückwirkungen auf die cardiopulmonale Funktion

187 Krankheitsbild: Plötzlich einsetzende Atemnot mit Zyanose, Beklemmungsgefühl, Angst, reflektorischer Kreislaufkollaps, nach einigen Stunden blutig gefärbtes Sputum und Schmerzen der befallenen Thoraxseite beim Atmen, leichtes Fieber, Tachycardie, Leukozytose.
Diagnose?

188 Ursachen für ein Lungenödem können sein:

a) Ein akutes Nierenversagen
b) Eine chronische Linksinsuffizienz
c) Eine Pilzvergiftung
d) Eine Nitrogasvergiftung
e) a, b
f) a-d

189 Welche Untersuchungsmethoden stehen Ihnen zur Sicherung eines Verdachts auf Lungenkarzinom zur Verfügung?

190 Welche Grundkrankheit kann zum chronischen Cor pulmonale führen?

a) Die schwere Mitralstenose mit pulmonaler Hypertonie
b) Die chronische Linksinsuffizienz des Herzens mit pulmonaler Hypertonie

c) Die chronische Emphysembronchitis mit Widerstandssteigerung in der Lungenstrombahn

191 Was halten Sie von Laborbefunden zur Diagnose eines Bronchialkarzinoms?

a) Schon frühzeitige, typische Hinweise
b) Erst nach Metastasierung deutliche Befunde
c) Ein Bronchialkarzinom kann ohne Laborbefunde verlaufen

192 Welche der folgenden Befunde sind für das Pancoast-Lungenspitzenkarzinom charakteristisch?

a) Plexusneuralgien
b) Horner-Syndrom
c) Symmersche Schattenzellen
d) Himbeergeleeartiger Auswurf

193 Ein Lungenkarzinom auf Grund einer Chromschädigung hat folgende Merkmale:

a) Lähmung der Kehlkopfmuskulatur
b) Zungenatrophie
c) Ulzerierende Tracheitis
d) Geschwüriger Zerfall des Nasenseptums

194 Was unternehmen Sie, wenn ein 45jähriger Patient wegen chronischem Husten zu Ihnen kommt und Sie erfahren, daß der Patient stark raucht?

195 Eliminieren Sie die f a l s c h e der folgenden Aussagen über das Lungenkarzinom!

a) Etwa 20% aller Lungenkrebse entstehen bei starken Rauchern.
b) Meist sind die Altersgruppen über 40 Jahre befallen.
c) Die meisten Lungenkarzinome sind bei Männern zu finden.

196 Wie beurteilen Sie die Prognose des Lungenkarzinoms?

a) 5-Jahres-Heilung bei 10%
b) 5-Jahres-Heilung bei 20-25%
c) 5-Jahres-Heilung bei 40-50%
d) 10-Jahres-Heilung bei 60%
e) 20-Jahres-Heilung bei 60%

197 Krankheitsbild mit schleichendem Charakter, Husten über Wochen und Monate. Auskultatorisch grobblasige, nicht-klingende

Rasselgeräusche, Temperatur uncharakteristisch, röntgenologisch sind streifig-fleckige Herde ohne Prädilektionsstellen typisch, Wassermann-Reaktion ist positiv und wird nach einiger Zeit spontan negativ.
Um welche Krankheit handelt es sich?

198 Eosinophile Lungenfiltrate kommen vor:

a) bei Asthma bronchiale
b) bei einer Askarisinfektion
c) bei Ornithosen
d) bei Staphylokokken-Pneumonien

199 Befunde: Der Patient klagt über heftige Schmerzen beim Atmen und liegt nur auf einer Seite. Auskultatorisch ist "Lederknarren" zu hören.
Diagnose?

200 Die Pleuritis beginnt stets als fibrinöse Ausschwitzung bei Hyperämie der pleuralen Gefäße. Bei fortschreitender Entzündung

a) sammelt sich Exsudatflüssigkeit im Pleuraraum.
b) bildet sich sofort ein Emphysem aus.
c) kommt es zur Ausbildung eines kompensatorischen Emphysems.
d) ist eine Pseudo-Dextrokardie zu beobachten.

201 Die Pleuraschwarte (= Pleura adhaesiva) tritt auf:

a) bei einer rheumatischen Pleuritis
b) nach bindegewebiger Organisation des Exsudatrestes
c) bei Aufbrechen einer subpleuralen tuberkulösen Kaverne
d) als erste Lungenmanifestation einer Ornithose

202 Häufigste Ursache einer Pleuritis ist:

a) die Tuberkulose
b) eine allergische Reaktion
c) ein Lungeninfarkt
d) eine Kollagenose

203 Eine frische, fibrinöse-exsudative Pleuritis ist zu behandeln:

a) mit Sedativa
b) nur mit Cortikosteroiden und ACTH
c) wie eine frische Lungentuberkulose
d) vornehmlich mit Antibiotika und Sulfonamiden

204 Welche prophylaktischen Maßnahmen würden Sie im Hinblick auf eine zu erwartende Pleuraschwarte ergreifen?

205 Eine Lungenblutung konnte mit blutstillenden Maßnahmen nicht zum Stehen gebracht werden. Welche der folgenden Maßnahmen halten Sie für die beste, die Blutung zu stillen?

a) Pneumothoraxanlage
b) Lobektomie
c) Stauung der Extremitätengefäße
d) Gezielte chirurgische Gefäßunterbindung

206 Ordnen Sie den Erkrankungen die entsprechenden Befunde zu!

A: Pleuraschwarte.
B: Pneumothorax

1. Nachschleppen der erkrankten Seite bei der Atmung
2. Lauter, tympanitischer Klopfschall
3. Geringe Dämpfung
4. Abgeschwächter Stimmfremitus
5. Stark abgeschwächter oder aufgehobener Stimmfremitus

207 Welcher der folgenden Befunde spricht gegen Bronchiektasen?

a) Trommelschlegelfinger
b) Maulvolle, morgendliche Expektoration
c) Dreischichtiges Sputum
d) Grob- und mittelblasige Rasselgeräusche
e) Keiner der angeführten Befunde spricht dagegen

208 Durch welche der folgenden Befunde läßt sich eine Lungenfibrose von einem Lungenemphysem abgrenzen?

a) Cor pulmonale
b) Zyanose
c) Doorstop-Syndrom (= bei tiefer Inspiration plötzlicher Atemstop)
d) Zeichen einer obstruktiven Lungeninsuffizienz
e) Zeichen einer restriktiven Lungeninsuffizienz
f) Erhebliche Sauerstoffuntersättigung während körperlicher Arbeit bei normaler oder erniedrigter CO_2-Spannung

209 Eine Erhöhung des sog. Standardbikarbonats ist zu erwarten bei:

a) akuter und chronischer Ateminsuffizienz
b) Hyperventilation
c) Salicylatvergiftung
d) chron. Diamoxabusus
e) Conn-Syndrom

D. BLUTKRANKHEITEN

210 Geben Sie die Normalwerte an!
a) Erythrozytendurchmesser
b) Hämoglobinmenge in g%
c) Lebensdauer der Erythrozyten
d) Erythrozytenzahl pro cmm Blut
e) Leukozytenzahl pro cmm Blut

211 Ordnen Sie die angegebenen Blutzellen in der Reihenfolge ihrer Häufigkeit im normalen Blut!
a) Lymphozyten
b) Basophile Leukozyten
c) Segmentkernige neutrophile Leukozyten
d) Eosinophile Leukozyten
e) Stabkernige neutrophile Leukozyten

212 Ordnen Sie die angegebenen Entwicklungsstufen in der richtigen Reihenfolge jeweils der entsprechenden Entwicklungsreihe zu:
I) Erythropoese
II) Myelopoese (neutrophile Reihe)
III) Lymphopoese
IV) Thrombopoese

1. Megakaryozyt
2. Lymphoblast
3. Proerythroblast
4. Promyelozyt
5. Metamyelozyt
6. Makroblast
7. Myelozyt
8. Normozyt (Erythrozyt)
9. Myeloblast
10. Stabkerniger Neutrophiler
11. Megakaryoblast
12. Lymphozyt
13. Segmentkerniger Neutrophiler
14. Thrombozyt
15. Normoblast

213 Wieviel g Eisen enthält der Organismus normalerweise?
a) 5 g Eisen
b) 10 g Eisen
c) 15 g Eisen

214 Wie hoch ist der normale Eisengehalt des Serums?

215 Benennen Sie die Normalwerte (in g% bzw. mg%) von:

a) Zucker im Blut
b) Reststickstoff im Serum
c) Serumbilirubin
d) Gesamtcholesterin im Serum
e) Serumalbuminen
f) Serumglobulinen

216 Welche Methode der Hämoglobinbestimmung ist heute die beste?

217 In welchen Grenzen bewegt sich der Normalwert des HbE?
(= absoluter Hämoglobingehalt des Einzelerythrozyten)

218 Welches sind die Standardmethoden zur Untersuchung des Differentialblutbildes?

219 Als Price-Jones-Kurve bezeichnet man eine Kurve, die

   a) die Verteilung von unreifen Zellformen im Blut zeigt.
   b) etwas über die Schwankung der Erythrozytendurchmesser aussagt.
   c) den Anteil pathologischer Erythrozyten gegenüber den normalen angibt.

220 Finden Sie jeweils die richtige Bezeichnung der beschriebenen Zellen!

   a) Unregelmäßig geformte Erythrozyten
   b) Erythrozyten mit farbstoffreichem Rand und blasser Mittelzone
   c) Ringförmige Erythrozyten mit ungefärbter Mitte

221 Wann treten Jolly-Körperchen in den Erythrozyten auf?

   a) Bei fehlender Milz
   b) Bei Urämie
   c) Bei Herzinfarkt

222 Wann treten Heinzsche Innenkörper in den Erythrozyten auf?

   a) Bei toxischen Anämien
   b) Bei verschiedenen Fermentdefekten
   c) Bei pathologischem Hämoglobin
   d) Bei a, b, c

223 Worauf kann man auf Grund der Retikulozytenzahl schließen?

224 Wodurch unterscheidet man hypochrome von hyperchromen Anämien?

225 Benennen Sie Ursachen für eine Eisenmangelanämie!

a) Erhöhter Eisenbedarf im Wachstum oder bei gesteigerter Blutbildung
b) Erhöhter Eisenverlust bei Blutungen
c) Verminderte Eisenzufuhr bei eisenarmer Kost oder bei Eisenresorptionsstörungen
d) Gestörter Eiseneinbau in das Hämoglobinmelekül infolge Enzymdefekt
e) Eisenwanderung in das Entzündungsgebiet bei den meisten Infekten
f) a-e

226 Wie wird das Ferro-Eisen im Magen vor der Oxydation in das nicht resorbierbare Ferri-Eisen geschützt?

227 Wieviel mg Ferro-Eisen würden Sie bei Eisenmangelanämie täglich peroral verabreichen?

a) 20 - 30 mg
b) 50 - 70 mg
c) 100 - 300 mg
d) 350 - 500 mg

228 Welche Erythrozytenformen im Blut sind jeweils charakteristisch für

a) Eisenmangelanämie
b) Perniciöse Anämie
c) Familiäre hämolytische Anämie
d) Sideroachrestische Anämie

229 Was ist die Ursache folgender hereditärer, nicht sphärozytärer hämolytischer Anämien?

1. der Thalassämie
2. des Favismus
3. der Sichelzellanämie

a) Mengenverhältnis der 3 Hämoglobine gestört
b) Pathologisches Hämoglobin infolge gestörter Aminosäuresequenz in der ß-Polypeptidkette
c) Störung der Energieversorgung des Erythrozyten durch Enzymdefekt (Glucose-6-Phosphatdehydrogenasemangel)

230 In den ersten Stunden nach einem schweren Blutverlust wird eine Hämoglobinbestimmung gemacht. Warum kann daraus kein Schluß auf die Größe des Blutverlustes gezogen werden?

231 Welchen Färbeindex (erniedrigt, normal, erhöht) erwarten Sie

    a) bei der Eisenmangelanämie
    b) bei der aplastischen Anämie
    c) bei der Thalassämie
    d) bei der erworbenen hämolytischen Anämie
    e) bei der perniciösen Anämie
    f) bei der Kugelzellanämie

232 Ein Patient kommt mit folgenden Symptomen zu Ihnen:
Blässe und abnorme Ermüdbarkeit,
Hohl- oder Löffelnägel und Haarausfall,
Rhagaden an den Mundwinkeln und papilläre Atrophie der Zunge.

Laborwerte:
Erythrozyten 3 100 000
Hämoglobin 7,2 g% (d.h. 45% nach Sahli)
HbE 23 Gammagamma
Normale Leukozyten- und Thrombozytenwerte
Fe-Spiegel unter 40 Gamma%
Gesamteisenbindungsvermögen und freies Eisenbindungsvermögen erhöht

    a) Wodurch sind diese klin. Erscheinungen bedingt?
    b) Wonach forschen Sie in der Anamnese?
    c) Wie können Sie eine Resorptionsstörung ausschließen?

233 Wozu dient der Schilling-Test bei Perniciosa?

    a) Zum Nachweis der histaminrefraktären Achylie
    b) Zur Prüfung der Vitamin B12-Resorption im Darm mit Hilfe von radioaktivem Vitamin B12
    c) Zur Kontrolle des Retikulozytenanstiegs im Blut nach begonnener Therapie

234 Handelt es sich bei der sideroachrestischen Anämie um eine

    1. hypochrome Anämie mit erniedrigtem Eisenspiegel
    2. hypochrome Anämie mit erhöhtem Eisenspiegel
    3. hyperchrome Anämie mit erhöhtem Eisenspiegel
    4. normochrome Anämie

235 Bei der sideroachrestischen Anämie und bei der Bleianämie werden vermehrt Koproporphyrin und Delta-amino-lävulinsäure ausgeschieden. Wofür ist das ein Hinweis?

236 Welche Komplikationen können bei einem Perniciosa-Kranken infolge der Achylie auftreten?

    a) Eisenresorptionsstörungen
    b) Magenpolypen
    c) Magenkarzinome
    d) a-c

237 Welches Ergebnis erwarten Sie von der Blutsenkung

    a) bei Eisenmangelanämie
    b) bei aplastischer Anämie

238 Wodurch kann eine Knochenmarksaplasie und damit eine aplastische Anämie entstehen? Zählen Sie einige Ursachen auf!

239 Was steht bei der Therapie der aplastischen Anämie im Vordergrund?

240 Wie versucht das Herz im Fall einer Anämie die verringerte Sauerstofftransportfähigkeit des Blutes auszugleichen?

241 Was ergibt die Auskultation des Herzens evtl. bei einer Anämie?

242 Was versteht man unter dem Castle-Faktor?

    a) Mit dem Magensaft sezernierter Stoff, der die Resorption des mit der Nahrung zugeführten Antiperniciosa-Stoffes ermöglicht.
    b) Wichtiger Faktor der Blutgerinnung.
    c) Faktor in den Thrombozyten, der die erste Phase der Blutstillung bewirkt.

243 Welche der gefragten Befunde erwarten Sie bei den vier Patienten?

    I. Patient mit Eisenmangelanämie
    II. Patient mit hämolytischer Anämie
    III. Patient mit perniciöser Anämie
    IV. Patient mit aplastischer Anämie

    a) Wie ist die Gesichtsfarbe der verschiedenen Patienten?
    b) Was ergibt im jeweiligen Fall eine Milzpalpation?
    c) Was ergibt sich bei einer Serumuntersuchung auf Eisen und Bilirubin
    d) Wie fällt der Knochenmarksbefund aus?
    e) Welche Leukozyten- und Thrombozytenwerte sind zu erwarten?

244 Die versiegende Sekretion des Intrinsic-Faktors bei perniziöser Anämie (M. Biermer) ist auf Grund neuerer Untersuchungen wahrscheinlich bedingt durch
   a) einen Auto-Immun-Mechanismus
   b) einen rezessiv vererbten Enzymdefekt
   c) eine Atrophie der Magenschleimhaut infolge chronischer Gastritis
   d) eine Anazidität des Magensaftes

245 Wann können perniciosaähnliche megaloblastäre Anämien auftreten?

246 Nennen Sie Ursache und Therapie der hämolytischen Anämie mit nächtlicher paroxysmaler Hämoglobinurie!

247 a) Welche Eisenpräparate kann man bei Eisenmangelanämie ohne Schaden i. v. spritzen?
   b) Wieviel mg pro Tag dürfen bei guter Verträglichkeit injiziert werden?
   c) Über welche Gesamtdosis sollte man nicht hinausgehen?

248 Wie hoch ist der Serumeisenspiegel und die Eisenbindungsfähigkeit des Serums (erniedrigt, normal oder erhöht)?
   a) bei Eisenmangelanämie
   b) bei Infekt- oder Tumoranämien
   c) bei hämolytischen Anämien und Hepatitis

249 Was ist die Ursache der Infektanämie?
   a) verkürzte Lebensdauer der Erythrozyten und verminderte Bildung während der Abwehrphase
   b) Abwanderung des Eisens in das retikulohistiozytäre System
   c) Blockierung der Hämoglobinsynthese durch Nachlassen der Enzymwirkung infolge des Infektes

250 Wieso ist bei hämolytischen Anämien mit leichtem Ikterus kein Hautjucken zu finden?

251 Ordnen Sie den besten Therapievorschlag der entsprechenden Krankheit zu!
   I. Infektanämie
   II. Idiopathische Lungenhämosiderose
   III. Sideroachrestische Anämie

1. Orale und parenterale Zufuhr von Eisen
2. Prednisolonpräparate und u. U. Splenektomie
3. Beseitigung der Grundkrankheit
4. Kobaltpräparate
5. Pyridoxin (Vitamin B6) (300-500 mg täglich durch längere Zeit)

252 Welche Behauptung trifft nicht zu?

Mit Hilfe des Coombs-Testes läßt sich feststellen,
a) ob im Serum einer rhesusnegativen Mutter gegen rhesuspositive Erythrozyten gerichtete Antikörper enthalten sind.
b) ob im Serum des rhesuspositiven Kindes mit Antikörpern beladene Erythrozyten vorhanden sind.
c) ob eine Austauschtransfusion beim Neugeborenen durchgeführt werden muß.
d) ob eine Frau bereits durch eine Schwangerschaft bzw. eine Bluttransfusion sensibilisiert worden ist.

253 Die Price-Jones-Kurve kann ergeben:

1. Verbreiterung
2. Linksverschiebung
3. Rechtsverschiebung

Was trifft zu bei
I. Eisenmangelanämie?
II. Hämolytischer Anämie?
III. Perniciöser Anämie?
IV. Aplastischer Anämie?

Zu den folgenden 3 Fragen:

Beim familiären hämolytischen Ikterus sind zwei Krisen beschrieben:

a) Krisen mit Temperatursteigerungen und Schmerzen über der Lebergegend unter Zunahme des Ikterus und der Anämie
b) Krisen mit Absinken des roten Blutbildes durch vorübergehend verminderte Zellproduktion im Knochenmark mit Verminderung der Retikulozyten im peripheren Blut

254 Wie nennt man diese Krisen?

255 Welche häufige Komplikation ist von den Krisen (a) zu unterscheiden?

256 Welche Therapie ist angezeigt?

257 Wie fällt der Coombstest aus:

a) Beim familiären hämolytischen Ikterus?
b) Bei der erworbenen hämolytischen Anämie mit Wärmeagglutininen?

258 Wie äußert sich die erworbene hämolytische Anämie mit Kälteagglutininen im Aussehen des Patienten?

259 An welche Krankheit denken Sie bei folgenden Symptomen?

Hochrotes cyanotisches Aussehen des Gesichtes und der Schleimhäute, Schwindel, Ohrensausen, Venenentzündungen, 7 - 9 Mill. Erythrozyten, Leukozytose und Thrombozytose, Färbeindex unter 1, Hämatocrit erhöht, vergrößerte Milz, Blutsenkung extrem langsam, im Knochenmark: Vorstufen der Erythrozyten und Leukozyten sowie Knochenmarksriesenzellen vermehrt.

260 Bei der erworbenen hämolytischen Anämie durch inkomplette Wärmeagglutinine ist eine Kortikoidtherapie angezeigt. Wieviel mg Prednisolon/die verabreicht man etwa als Anfangsdosis und später als Erhaltungsdosis?

261 Wie fällt eine Harnuntersuchung auf Urobilin und Urobilinogen aus bei

a) Eisenmangelanämien und aplastischen Anämien?
b) Hämolytischer und perniciöser Anämie?

262 Ordnen Sie Krankheit und entsprechendes klinisches Symptom einander zu!

1. Aplastische Anämie
2. Perniciöse Anämie
3. Familiärer hämolytischer Ikterus

a) Turmschädel und andere Skelettanomalien
b) Infekt- und Blutungsbereitschaft
c) Nervale Störungen und Zungenbrennen

263 Drei Therapiemaßnahmen sollen den richtigen Krankheiten zugeordnet werden!

1. Splenektomie
2. Radioaktiver Phosphor i. v.
3. Röntgenbestrahlung

a) Polycythämia vera
b) Lymphogranulomatose
c) Hämolytische Anämie

264 Ordnen Sie Krankheiten, Symptome und Anämieformen!

1. Plummer-Vinson-Syndrom
2. Funikuläre Myelose
3. Sludge-Phänomen
4. Mikuliczscher Symptomenkomplex
5. Huntersche Glossitis

a) Körnige Entmischung der Blutsäule in den erweiterten Kapillarvenen
b) Entzündliche Veränderungen an der Zunge in Form von Rötungen und kleinen Epitheldefekten
c) Symmetrische Vergrößerung der Tränen- und Speicheldrüsen
d) Subakute Erkrankung von Rückenmarkssträngen mit Degenerationsherden der weißen Substanz
e) Wachstumsstörungen der Nägel und Atrophie der Schleimhäute an Zunge, Rachen, Speiseröhre

A) Makroglobulinämie
B) Eisenmangelanämie
C) Perniciöse Anämie
D) Chronische lymphatische Leukämie

265 Welche Infektionskrankheiten führen zu einer Leukopenie?

a) Masern
b) Typhus
c) Paratyphus
d) a-c

266 Welche der folgenden Krankheiten zeigen keine Milzbeteiligung?

a) Osteomyelosklerose
b) Retothelsarkom
c) Ewing-Sarkom
d) M. Hodgkin
e) Polyzythämie
f) Chron. myeloische Leukämie
g) Chron. lymphatische Leukämie
h) Infektiöse Mononukleose
i) Eisenmangelanämie

267 Bei welchen der aufgeführten Krankheiten tritt Eosinophilie auf?

1. Echinokokkenkrankheit
2. Malaria
3. Asthma bronchiale
4. Trichinose
5. Alle akuten Eiterungen
6. Scharlach
7. Überfunktion der Nebennierenrinde

268 Welche der folgenden Behauptungen ist zutreffend für die

a) eosinophilen Granulozyten
b) basophilen Granulozyten
c) neutrophilen Granulozyten

1. Sie haben Antihistamineigenschaften
2. Sie bilden den Hauptbestandteil des Eiters
3. Sie enthalten Heparin und Histamin

269 Was ergibt eine zytochemische Bestimmung der alkalischen Leukozytenphosphatase und eine Untersuchung der Chromosomen bei der

   a) chronischen myeloischen Leukämie?
   b) Osteomyelosklérose und Polycythämia vera?

270 Welche Behandlungswege können bei der chronischen myeloischen Leukämie beschritten werden?

   a) Milzexstirpation
   b) Röntgenbehandlung
   c) Arsengabe
   d) Zytostatische Behandlung mit Myleran, dann Demecolcin, später Purinetol
   e) Bluttransfusionen

271 Was bezeichnet man als Hiatus leukämicus?

272 Bei welcher Krankheit tritt der Hiatus leukämicus auf?

273 Was führt einen Patienten mit chronischer myeloischer Leukämie in der Regel zum Arzt?
   1. nicht schmerzhafte Lymphdrüsenvergrößerungen
   2. plötzlicher heftiger Fieberanstieg
   3. Leistungsunfähigkeit, Druck- und Völlegefühl im Oberbauch
   4. Anämie, Blutungsneigung, gelenksnahe Periostschmerzen

274 Bei der TEM-Therapie (Triäthylenmelamin-Therapie) der chronischen lymphatischen Leukämie soll man "einschleichend" beginnen. Warum ist eine Stoßtherapie kontraindiziert?

275 Bei welcher Form der Leukose ist die Facies leontina anzutreffen?

   a) akute Leukose   c) chronische Myelose
   b) chronische Lymphadenose d) Lymphogranulomatose

Zu den folgenden 3 Fragen:

Sie untersuchen einen Patienten mit chronischer lymphatischer Leukämie:

276 Welcher Palpationsbefund bietet sich Ihnen?

277 Welche Ergebnisse liefert das Blutbild?

278 Welche Ergebnisse liefert die Sternalpunktion?

279 Wie sind die Organschwellungen bei der:

a) akuten Leukämie?
b) chronischen myeloischen Leukämie?

1. Milz extrem vergrößert, Leber nur geringfügig
2. Leber stark vergrößert, Milz kaum
3. Milz und Leber geringfügig vergrößert

280 Was bezeichnet man als Chlorom?

a) Blutkrankheit mit schleichendem Beginn und Anämiesymptomen, die früher bei jungen Mädchen in der Pubertät beobachtet wurde
b) Fall einer Myeloblastenleukämie bei Kindern, bei der sich vom Periost aus, vor allem des Schädels, maligne Tumoren bilden (= Myeloblastenwucherungen)

281 Was verstehen Sie unter einer Chlorose?

282 Ordnen Sie den verschiedenen Bezeichnungen und Erkrankungen der myeloischen Reihe die entsprechenden Leukozytenzahlen zu!

1. Leukozytose
2. Chronische myeloische Leukämie
3. Akute Leukämie
4. Leukopenie

a) 50 000 - 100 000 Leukozyten
b) unter 3 000 Leukozyten
c) 100 000 - 500 000 Leukozyten
d) 10 000 - 20 000 Leukozyten

283 Bei welchen der angeführten Krankheiten kommt es zu periodischen Fieberschüben, die als Pel-Ebstein-Typ bezeichnet werden?

a) bei der chronischen lymphatischen Leukämie
b) bei der Monozytenleukämie
c) beim Lymphogranulom

284 Was versteht man unter sogenannten Myeloblastenschüben und wann treten sie auf?

285 Ist die folgende Behauptung richtig?

Für die Diagnose des Myeloms ist das Blutbild, für die Diagnose der chronischen myeloischen Leukämie (abgesehen von den aleukämischen Formen) ist der Markausstrich charakteristisch.

286 Was bezeichnet man als Felty-Syndrom?

287 Erklären Sie stichpunktartig die Begriffe:
1. Hämolyse
2. Hämopepsie
3. Vergrünung

Zu den 2 folgenden Fragen:

Klinisches Bild: Akut einsetzende Temperatursteigerung mit septischen Symptomen; Geschwüre in der Mundhöhle, an Anus und Vulva.
Blutbild: Erythrozyten- und Thrombozytenwerte normal (meist), Leukozytenzahl unter 1000/cmm.
Sternalpunktat: Völliges Fehlen von myeloischen Zellen oder zumindest Fehlen ausgereifter Granulozyten.

288 Welche Diagnose stellen Sie?

289 Welche therapeutischen Maßnahmen schlagen Sie vor?

290 Das Ewing-Sarkom ist

a) im Knochen lokalisiert und hat keine Milzbeteiligung
b) eine Sonderform des Lymphosarkoms, das Milz, Leber, Drüsen und äußere Haut ergreift
c) eine Sonderform des Plasmozytoms
d) fibrotische und sklerotische Knochenveränderung

291 Beschreiben Sie die vergrößerten Lymphknoten, die bei der chronischen lymphatischen Leukämie auftreten bezüglich ihrer

a) Konsistenz
b) Verschieblichkeit
c) Druckempfindlichkeit

292 Welchem der Therapievorschläge können Sie im Fall einer akuten Leukämie zustimmen?

a) Purinethol kombiniert mit Prednisolon

b) Genau dosierte Röntgentherapie
c) Bluttransfusionen, Antibiotika

293 Welche der aufgestellten Behauptungen sind richtig?
Beim Morbus Boeck
1. ist der Tuberkulintest positiv, und die Globuline im Serum sind erniedrigt
2. kann es zu einer Rechtsherzüberlastung kommen
3. handelt es sich um chronische gutartige Lymphdrüsenschwellungen

Zu den folgenden 4 Fragen:

Sie werden zu einem 25jährigen Patienten gerufen und stellen fest: Fieber und Angina und Lymphdrüsenschwellungen mit Milztumor.

294 Welche Erkrankung ziehen Sie in Betracht?

295 Wie sieht das Blutbild aus, das Ihre Vermutung bestätigen würde?

296 Mit welchem Test können Sie den serologischen Nachweis Ihrer Diagnose erbringen?

297 Würden Sie bei dieser Krankheit eine Therapie mit Penicillin empfehlen?

298 Auf Grund der festgestellten Lymphdrüsenschwellungen, eines Fiebers von Pel-Ebstein-Typ, beschleunigter Senkung, Lymphopenie und Eosinophilie des Blutbildes liegt der Verdacht einer Lymphogranulomatose nahe.
Wie können Sie diese Diagnose sichern?

299 Bei der Pelger-Huetschen Kernanomalie handelt es sich um:

a) eine Verklumpung der Kerne segmentkerniger Neutrophiler
b) die Auswirkung eines dominanten Erbfaktors, der die normale Kernsegmentierung verhindert
c) eine Rechtsverschiebung im Sinne einer Übersegmentierung des Kerns der neutrophilen Granulozyten

300 Was können Phenothiazinpräparate und Sulfonamide hervorrufen? Eine

a) aplastische Anämie   c) sideroachrestische Anämie
b) Agranulozytose   d) akute Erythroleukämie

301 Wie kann die chronische Granulozytopenie therapeutisch beeinflußt werden?

    a) Mit Arsenkuren
    b) Mit Kortikoidpräparaten
    c) Mit Hydantoinpräparaten
    d) Durch Splenektomie
    e) Durch Röntgenbestrahlung

302 Welche Behauptungen treffen bei einer Osteomyelosklerose zu?

    a) Plötzlicher Beginn mit hohem Fieber
    b) Meist bei Erwachsenen über 40 Jahre
    c) Hochgradiger Milztumor
    d) Linksverschiebung im peripheren Blutbild
    e) Erhöhung des Serumcalciums
    f) Normochrome Anämie
    g) Schleichender Beginn mit Müdigkeit und Blässe
    h) Familiäre Erkrankung, fast ausschließlich bei Kindern
    i) Fibrosierung und Sklerosierung des Knochens

303 Welche Behandlung ist beim Morbus Hodgkin anfangs am wirksamsten?

    a) Stickstofflost
    b) Endoxan, kombiniert mit kleinen Kortikoiddosen
    c) Röntgenbestrahlung

304 Bei welchem Organ sollten im Verlauf des Plasmozytoms Funktionsprüfungen erfolgen und warum?

305 Welche Symptome treffen zu auf

    a) das Plasmazytom?
    b) die Makroglobulinämie?

1. Schleichender Beginn mit allgemeiner Müdigkeit, Schmerzen im Bereich der Wirbelsäule oder der Extremitäten, Spontanfrakturen
2. Extrem beschleunigte Senkung
3. Serumeiweißlabilitätsproben positiv
4. Im Röntgenbild rundliche Aufhellungen, besonders in Wirbelkörpern, Rippen und Schädeldach
5. Evtl. Bence-Jones-Eiweißkörper im Urin
6. 20-50% atypische Plasmazellen im Sternalpunktat
7. Vergrößerung von Leber und Milz (zumeist)
8. Lymphoide Zellen im Sternalpunktat

306 Sie sollen im Fall einer Kahlerschen Erkrankung bzw. des Morbus Waldenström eine zytostatische Behandlung mit Endoxan vornehmen. Welche Dosierung würden Sie wählen?

307 Wozu dient der Rumpel-Leedesche Stauversuch? Zur

a) Bestimmung der Nachblutungszeit
b) Prüfung der Retraktilität
c) Bestimmung der Kapillarresistenz
d) Bestimmung der Prothrombinzeit

308 Setzen Sie im folgenden Gerinnungsschema für $X_{1,2,3,4,5,6,7,8}$ die richtige Bezeichnung ein!

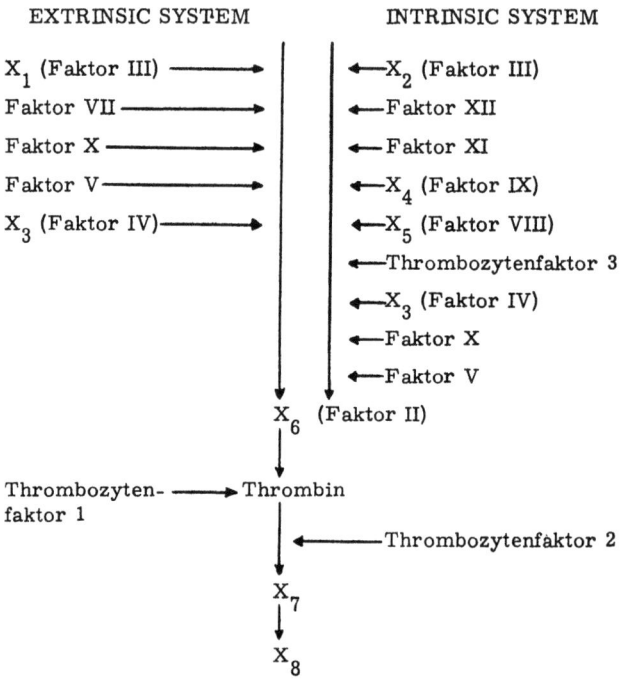

309 Welche äußeren Erscheinungen kennen Sie bei der essentiellen Thrombopenie?

a) Gelenkblutungen
b) Schwerer Schockzustand
c) Haut- und Schleimhautblutungen
d) Petechien und Hämatome an den Streckseiten der Extremitäten und an der oberen Rumpfhälfte
e) Blutungen vom Zahnfleisch, aus der Nase, aus den Harnwegen

310 Wie verhalten sich beim Morbus Werlhof:

1. Blutungszeit
2. Gerinnungszeit
3. Milzgröße
4. Thrombozytenzahl
5. Kapillarpermeabilität
6. Sternalmark

311 Ursache und Krankheit sollen einander zugerodnet werden!

I. Morbus Werlhof
II. Thrombasthenie
III. Skorbut und Möller-Barlow-Erkrankung
IV. Purpura rheumatica
V. Hämophilie
VI. Oslersche Erkrankung

a) Blutplättchen bilden keine Fortsätze und können den ersten Plättchenthrombus nicht bilden
b) Autoantikörper gegen körpereigene Thrombozyten bzw. Überempfindlichkeit gegen Medikamente
c) Hereditär, dominant vererbt, multiple Teleangiektasien
d) Hyperergisch bedingte, vermehrte Durchlässigkeit der Gefäße
e) Vitamin-C-Mangel
f) Defekt des Faktors VIII bzw. Mangel an Faktor IX

312 Die Gauchersche Krankheit ist eine Speicherungsretikulose. Was wird in den Retikulumzellen von Milz, Leber und Knochenmark gespeichert?

a) Kerasin
b) Glycerinphosphatid
c) Sphingomyelin
d) Cholesterin

313 Ordnen Sie Therapie und entsprechende Krankheit einander zu!

I. Morbus Werlhof
II. Hämophilie A
III. Hämophilie B
IV. Fibrinolysesyndrom
V. Oslersche Erkrankung

a) EACA (ϵ-Aminocapronsäure) oder AMCHA (Aminomethyl-cyclohexane-carboxylic-acid); dann Cohnsche Fraktion
b) Elektrokoagulation der blutenden Teleangiektasien
c) Transfusionen, auch ältere Plasmakonserven
d) Frischblut- oder Frischplasmatransfusionen
e) Prednisolon-Stoßtherapie

314 Wann sind symptomatische Thrombopenien zu beobachten?

a) Bei der Polyzythämia vera
b) Beim Morbur Gaucher
c) Bei Knochenmetastasierung
d) Bei der Thrombasthenie
e) Bei Panmyelopathien
f) Im späteren Stadium der Leukämie
g) Nach Röntgen- und Zytostatikabehandlung, sowie bei Benzolvergiftung

315 Wie ist bei der Hämophilie

a) die Gerinnungszeit?
b) die Nachblutungszeit?
c) der Rumpel-Leede'sche Versuch?

316 Die Hämophilie befällt ausschließlich Männer, da

a) das pathologisch veränderte Gen am Y-Chromosom lokalisiert ist.
b) das pathologisch veränderte Gen am X-Chromosom lokalisiert ist und Frauen mit zwei geschädigten X-Chromosomen nicht lebensfähig sind.

317 Warum kann es bei einem Verschlußikterus zur Blutungsneigung und zu einer verlängerten Prothrombinzeit kommen?

Zu den folgenden 2 Fragen:

Um bei Herzinfarkten die Thromboseneigung herabzusetzen, kann eine Antikoagulantientherapie mit Dicumarol- und Indandionpräparaten vorgenommen werden.

318 Welcher Test dient hierbei zur Kontrolle und Überwachung?

319 Was wird mit diesem Test bestimmt?

320 Nennen Sie das spezifische Antidot für

a) Marcumar
b) Heparin

321 Unter indirekter fibrinolytischer Therapie versteht man die Zufuhr von

a) Lysokinasen z.B. Streptokinasen
b) Fibrinolysen
c) Heparin und indirekten Antikoagulantien.

E. HERZ- UND KREISLAUFKRANKHEITEN

322 Welche Arten von Herzinsuffizienzen kennen Sie?

323 Ist die Digitalistherapie bei jeder Art der Herzinsuffizienz wirkungsvoll?

324 Wie verhalten sich die Drucke in den Herzkammern bei einer dekompensierten Herzinsuffizienz?

a) Bleiben unverändert
b) Diastolischer Druck steigt
c) Diastolischer Druck sinkt
d) Systolischer Druck sinkt

325 Ordnen Sie folgende Angaben:

a) Linker Ventrikel   1. 120/70 mm Hg
b) Rechter Ventrikel   2. 40/10 mm Hg
c) Aorta   3.   5/5 mm Hg
d) Arteriolen   4. 25/0 mm Hg
e) Vena cava   5. 130/0 mm Hg
f) Linker Vorhof   6. 10/3 mm Hg

326 Ist bei einer Erniedrigung des Herz-Minuten-Volumens infolge einer Herzmuskelinsuffizienz die arteriovenöse O_2-Differenz

a) erhöht?
b) erniedrigt?
c) gleich geblieben?

327 Kann sich eine Erhöhung des venösen Druckes im großen Kreislauf rückwirkend auf das arterielle System übertragen?

328 Warum führt eine Insuffizienz der linken Herzkammer praktisch immer zu einer Überlastung des rechten Herzens?

329 Nennen Sie die Ursachen einer hämodynamischen Herzinsuffizienz!

330 Wie reagiert ein hämodynamisch überlastetes Herz?

331 Was verstehen Sie unter einer Rechtsinsuffizienz?

332 Welche Gefahr liegt in der Hypertrophie des Herzmuskels?

a) verminderte Sauerstoffversorgung und dadurch Gefahr der Dilatation
b) Reizleitungsstörung
c) Lungenemphysem

333 Welche Folgen auf die Peripherie haben

a) Rechtsinsuffizienz?
b) Linksinsuffizienz ?

334 Was ist die Ursache fast aller klinischen Symptome bei der Herzinsuffizienz?

a) Die veränderte Ausschüttung von Hormonen
b) Der Rückstau des Blutes
c) Die verschlechterte Versorgung mit Sauerstoff

335 Welche Befunde erwarten Sie bei einer doppelseitigen Herzinsuffizienz?

a) Inspektion: d) Röntgenbefund:
b) Atmung: e) Sputumbefund:
c) Auskultation: f) Palpation:

336 Erklären Sie die Begriffe

a) pulmonale Zyanose
b) Mischzyanose
c) kapilläre Zyanose

337 Welche Atmung tritt bei Linksinsuffizienz auf?

a) Biot'sche Atmung
b) Cheyne-Stoke'sche Atmung
c) Schnappatmung
d) Kußmaul'sche Atmung

338 Bei einer Stauungsleber sind GOT und GPT

a) stark erhöht
b) erniedrigt
c) nur mäßig erhöht

339 Der Blutdruck bei Herzinsuffizienz ist

a) immer erhöht   c) unspezifisch
b) immer erniedrigt

340 Nach welchen Gesichtspunkten muß die Behandlung einer Herzinsuffizienz durchgeführt werden?

341 Wie wirken Digitalisglykoside?

a) positiv inotrop
b) negativ dromotrop
c) positiv bathmotrop
d) negativ bathmotrop

342 Der Wirkspiegel eines Digitalisglykosides ist etwa auf die Hälfte abgesunken. Damit ist

a) die volle Wirkung noch vorhanden
b) die Wirkung unsicher geworden
c) keine Wirkung mehr vorhanden

343 Welches Herzglykosid muß immer parenteral gegeben werden?

344 Unter Sekundenherztod versteht man:

a) den plötzlichen Tod aus anscheinend völligem Wohlbefinden
b) den Tod nach einem Herzinfarkt
c) den Tod nach Vorhofflimmern
d) den Tod nach Kammerflimmern

345 Was unternehmen Sie bei einem akuten Asthma cardiale?

346 Nennen Sie die drei häufigsten Kollapsformen!

347 Wodurch werden Blutverteilungsstörungen hervorgerufen?

348 Im Wundschock ist die Höhe des systolischen Blutdruckes ein ungefähres Maß für die Größe des Blutverlustes. Geben Sie die richtigen Werte an:

A: Blutdruck systolisch 140 (Puls unter 100/Min)
a) zirkulierendes Blutvolumen unter 80%
b) zirkulierendes Blutvolumen über 80%
c) zirkulierendes Blutvolumen unter 70%

B: Blutdruck systolisch 100 (Puls über 120/Min)
a) zirkulierendes Blutvolumen ungefähr 70%
b) zirkulierendes Blutvolumen unter 60%
c) zirkulierendes Blutvolumen über 70%

349 Was verstehen Sie unter einem Lungenentlastungsreflex?

350 Ordnen Sie die Pharmaka und ihre entsprechende Wirkung!

1. Chinidin
2. Alupent
3. Digitalis purpurea

a) Förderung der Reizbildung
b) Normalisierung der Reizbildung
c) Verlangsamung der Leitungsgeschwindigkeit

351 Welche elektrischen Maßnahmen zur Wiederherstellung eines normalen Herzrhythmus kennen Sie?

352 Wie wirkt eine elektrische Defibrillation?

353 Welches Bild der P-Welle erwarten Sie bei einer supra-ventrikulären paroxysmalen Tachycardie, wenn das Erregungszentrum nahe dem Sinusknoten liegt?

a) positive Welle
b) negative Welle
c) Welle verstreicht vollkommen

354 Warum tritt bei einer supraventrikulären paroxysmalen Tachycardie, deren Erregungszentrum nahe dem AV-Knoten liegt, eine negative P-Welle auf?

355 Ordnen Sie die Wirkungen zu den entsprechenden Herzglykosiden!

1. Digitalis purpurea
2. Strophanthin

a) stark negativ dromotrope Wirkung
b) Kumulationsneigung
c) geringste Abklingquote
d) kein Einfluß auf die Herzfrequenz
e) höchste Abklingquote
f) geringste Kumulationsneigung

356 Bei einer ventrikulären Extrasystolie kontrahieren sich:

a) nur die Herzkammern
b) Vorhöfe und Herzkammern
c) beide nicht, da sie noch refraktär sind

357 Welche Aussage trifft für Digitalis lanata zu?

a) Nimmt Mittelstellung zwischen Digitalis purpurea und Strophanthin ein
b) Zeigt besonders Strophanthinwirkung
c) Zeigt verstärkte Wirkung von Digitalis purpurea

358 Warum kann der postextrasystolische Schlag ein Beengungsgefühl hervorrufen?

359 Wie erkennen Sie Vorhofflimmern im EKG?

360 Das Atrioventrikularsystem läßt bei Vorhofflimmern

a) alle Erregungen auf die Kammer übertreten
b) gar keine Erregungen übertreten
c) nur einen kleinen Teil der Erregungen übertreten

361 Wie entsteht das Pulsdefizit bei absoluter Arrhythmie?

362 In welchen Fällen wird eine Elektrotherapie des Vorhofflimmerns durchgeführt?

363 Nennen Sie die wichtigsten Ursachen, die zu einem Vorhofflimmern führen können!

364 Welche häufige Ursachen der Aorteninsuffizienz kennen Sie?

365 Beschreiben Sie das Verhalten der Blutdruckamplitude bei einer reinen Aorteninsuffizienz!

a) vergrößert
b) verkleinert
c) nicht verändert

366 Wie kommt es zum präsystolischen Geräusch bei der Mitralstenose?

367 Kann eine Mitralstenose auch ohne präsystolisches Decrescendogeräusch vorliegen?

368 Stellen Sie sinngemäß zusammen!

A. Aorteninsuffizienz   C. Mitralinsuffizienz
B. Aortenstenose   D. Mitralstenose

1. Diastolisches Rückstromgeräusch
2. Diastolisches Einstromgeräusch mit präsystolischem Geräusch
3. Systolisches Rückstromgeräusch
4. Systolisches Austreibungsgeräusch

369 Wie verhalten sich bei einem Herzinfarkt:

a) Schmerz: f) Herzfrequenz:
b) Atmung: g) Blutbild:
c) Schweiß: h) Blutzucker:
d) Blutdruck: i) Fieber:
e) Puls: j) BSG:

370 Aus den ischämischen Herzmuskelpartien gelangen nach einem Herzinfarkt verschiedene zellgebundene Fermente ins Blut. Welche kennen Sie und wie lange lassen sie sich im Blut nachweisen?

371 Ordnen Sie folgende EKG-Befunde dem entsprechenden Infarkt-Stadium zu!

A. Frisches Stadium
B. Reaktives Folgestadium

1. ST-Strecke gehoben und in T-Zacke überlaufend, Kammerendteil kuppelförmig
2. ST-Strecke auf der Nullinie, Umkehr der T-Zacke, verlängerte Kammererregungsdauer

372 Welches Gefäß wird bei einem supraapikalen Vorderwandinfarkt verschlossen?

373 Beschreiben Sie das röntgenologische Bild bei einer Mitralstenose!

374 Welches der 3 folgenden Herzvitien kann sehr leicht zu Vorhofflimmern führen:

a) Aortenstenose
b) Mitralstenose
c) Aorteninsuffizienz

375 Was verstehen Sie unter einem Galopprhythmus und wie kommt er zustande?

376 Die Angina pectoris ist Ausdruck einer

a) Stenose der Aortenklappen
b) relativen und absoluten Minderdurchblutung des Herzmuskels
c) verminderten Blutrückströmung zum Herzen

377 Ordnen Sie die Herzmuskelschädigungen zu den entsprechenden Krankheiten!

1. Diphtherie
2. Akuter Gelenkrheumatismus
3. Sepsis

a) Hypererge Reaktion
b) Toxische Schädigung
c) Bakterieller Befall

378 Welches sind Ursachen des Herzinfarktes?

a) Rheumatische Myokarditis
b) Coronarsklerose
c) Entzündliche Coronarveränderungen
d) Akutes Coronarintimaödem
e) Embolie in den Kranzarterien

379 Eliminieren Sie die f a l s c h e der folgenden Aussagen!

Der Blutdruck wird primär bestimmt durch:
a) Herzkraft und Schlagvolumen
b) die Elastizität der Gefäße
c) den peripheren Strömungswiderstand
d) das pulmonale Shuntvolumen

380 Die Blutdruckamplitude bei einer Aortensklerose ist:

a) wesentlich erhöht
b) kaum erhöht
c) unverändert
d) leicht verringert

381 Welche Blutdruckangabe sagt unmittelbar etwas über den Strömungswiderstand der kleinen Arterien aus?

a) Der systolische Blutdruck
b) Der diastolische Blutdruck
c) Der mittlere Blutdruck

382 Befunde: Ständig stark erhöhter diastolischer Blutdruck, deutliche Retinopathie, progrediente Niereninsuffizienz.
Diagnose?

383 Was verstehen Sie unter respiratorischer Arrhythmie?

384 Erklären Sie den Übergang eines essentiellen in einen renalen Hochdruck!

385 Welches Medikament vermag einen Angina-pectoris-Anfall sofort zu beenden?

a) Digitalis
b) Procainamid
c) Nitroglycerin
d) Morphin

386 Wie beschreibt ein Patient häufig das Schmerzgefühl bei Angina-pectoris?

a) stechend
b) drückend
c) an- und abschwellend, wie bei einer Überdehnung

387 Wie stark muß die ST-Strecke im EKG gesenkt sein, damit der Befund als pathologisch angesehen werden kann?

388 Wechselnder Schmerz in der Herzgegend mit Ausstrahlung in den linken Arm, Herzklopfen, labile Hypertonie, anhaltender Dermographismus, Kopfschmerzen und hohe positive, spitze T-Welle im EKG lassen vermuten:

a) Coronararteriensklerose
b) Myokarditis
c) funktionelle kardiovaskuläre Störung

389 Welche Folgen hat Hypertonie auf die Gefäße?

390 Ab welchem diastolischen Blutdruckniveau kann man eine organische Veränderung bzw. eine Nierenbeteiligung bei einer Hypertonie vermuten?

391 Nennen Sie die hauptsächlichen Ursachen einer Aortenerkrankung!

392 Welches sind die wichtigsten pathologisch-anatomischen Veränderungen bei der Arteriosklerose?

393 Wie können Sie eine durch Sklerose starrgewordene Aortenwand erkennen?

a) auskultatorisch
b) röntgenologisch

394 Welches sind die wichtigsten Komplikationen bei der Mesaortitis luica?

a) Vorhofflimmern
b) Stenosierung der Coronararterienostien
c) Aortenaneurysma
d) Aorteninsuffizienz

395 Unter der Winiwarter-Buergerschen Krankheit versteht man eine

a) Arteriitis temporalis
b) Endangitis obliterans
c) Panarteriitis nodosa
d) Luische Arteriitis

396 Wie tief soll man die Prothrombinzeit bei einer Thrombose senken?

Auf a) 15 - 20 %   c) 30 - 35 %
     b) 5 - 8 %   d) 40 - 50 %

397 Können Sie auf Grund einer verschiedenen Lokalisierung einer Zyanose zwischen angeborenen und erworbenen Herzfehlern unterscheiden?

398 Was verstehen Sie unter der Fallotschen Tetralogie?

399 Welche Drucke sind bei der Fallotschen Tetralogie stark erhöht?

a) Druck im rechten Ventrikel
b) Druck im linken Vorhof
c) Diastolischer Druck
d) alle genannten Drucke sind erhöht

400 Dyspnoe nach Anstrengung, leichte Zyanose, starkes systolisches Geräusch über der Pulmonalis, 2. Herzton geteilt und leicht vergrößertes Herz mit stark vorspringendem, pulsierendem Pulmonalbogen deuten hin auf:

a) Fallotsche Tetralogie

b) Fallotsche Trilogie
c) Pulmonalstenose ohne Ventrikelseptumdefekt
d) offenen Ductus Botalli

401 Welches ist das stärkste klinische Symptom eines offenen Ductus arteriosus Botalli?

402 Welche Reizleitungsstörung können Sie praktisch schon aus einer Pulsfrequenz von 30-40 schließen?

403 Ist rheumatische Karditis eine

a) Infektionskrankheit, hervorgerufen durch Streptokokken?
b) verzögerte hyperergisch allergische Reaktion auf Streptokokkenantigen?
c) durch unbekannte Viren hervorgerufene Krankheit?

404 Karditis, Polyarthritis, Chorea minor, subcutane Knötchen und Erythema marginatum sind Symptome :

a) der bakteriellen Endokarditis
b) der rheumatischen Karditis
c) der Perikarditis

405 Erklären Sie kurz die Wirkungsweise der Kortikoide bei rheumatischen Erkrankungen!

406 Klappenfehler mit subfebrilen Temperaturen, sowie beschleunigter Senkung und Embolien verweisen auf eine:

a) Pankarditis
b) Bakterielle Endokarditis
c) Rheumatische Karditis

407 Wie wirkt sich ein Erguß im Herzbeutel im EKG aus?

a) Verschwinden der P-Zacke, Verbreiterung von QRS, Senkung der ST-Strecke
b) Kuppelförmiger Kammerendteil, Umkehr der T-Zacke
c) Niederspannung, jedoch auch erhöhte ST-Strecke, Abflachung der T-Zacke, bis sie negativ wird

408 Welcher Definition der Herzinsuffizienz stimmen Sie zu?

a) Der Herzmuskel ist nicht in der Lage die Peripherie mit genügend Blut zu versorgen.

b) Der Herzmuskel ist infolge von Klappenvitien nicht in der Lage das venöse Blutangebot weiter zu befördern.
c) Die Kontraktionskraft des Herzmuskels genügt nicht, um das angebotene Blutvolumen auszuwerfen.

409 Spricht eine Orthopnoe dafür, daß die Dyspnoe kardial bedingt ist?

410 Bei einer Spaltung des 2. Herztones ist der Ton der Pulmonalklappen verzögert auf Grund

a) des Linksschenkelblocks
b) des Vorhofseptumdefekts
c) des offenen Ductus Bottalli
d) der Pulmonalstenose
e) des Inspiriums

411 Ordnen Sie die Befunde zu den entsprechenden Perikarderkrankungen:

1. Perikarditis sicca
2. Perikarderguß
3. Concretio pericardii

a) Venöse Einflußstauung
b) Vergrößerte Herzsilhouette nach beiden Seiten
c) Spitzenstoß innerhalb der Dämpfungsfigur
d) Perikarditisches Reibegeräusch
e) Wenckebachsches Zeichen
f) Negativer Spitzenstoß
g) Leise Herztöne und Herzgeräusche
h) Keine Veränderung der Herzsilhouette
i) Kleine Herzdämpfungsfigur
j) Stumpfer Herzzwerchfellwinkel
k) Vergrößerte Leber

412 Bei welcher Zyanoseform ist die arterielle Sauerstoffsättigung normal?

a) Bei der peripheren Zyanose
b) Bei der zentralen Zyanose

413 Bei welchen der aufgeführten Krankheiten kann man eine wechselnde Lautstärke des ersten Herztones feststellen?

a) Mitralstenose
b) Kompletter Herzblock
c) Mitralinsuffizienz
d) Kombiniertes Mitralvitium mit totaler Irregularität

414 Welche der folgenden Behauptungen treffen auf das Lutembacher-Syndrom zu?

a) Erworbener Herzfehler
b) Angeborener Herzfehler
c) Ventrikelseptumdefekt + Truncus arteriosus communis
d) Vorhofseptumdefekt + Mitralstenose
e) Defekt, bei dem es zum Druckanstieg im rechten Vorhof und in der Lunge kommt
f) Defekt, bei dem das EKG folgendes zeigt: kompletter Rechtsschenkelblock, P mitrale bzw. P sinistrocardiale

415 Benennen Sie die Symptome der Digitalisüberdosierung?

416 Korrigieren Sie gegebenenfalls die aufgeführten Befunde:

1. Mitralstenose
   a) Inspektion: Blasse Gesichtsfarbe, starke Pulsation der Karotiden, auswärts und abwärts verlagerter Spitzenstoß, Quinckescher Kapillarpuls
   b) Palpation: Unter Umständen Zeichen der Rechtsinsuffizienz
   c) Perkussion: Verstrichene Herztaille
   d) Auskultation: Rauhes Systolikum über der Basis, fortgeleitet in die Karotiden, Abschwächung der 2. Herztöne

2. Aorteninsuffizienz
   a) Inspektion: Bläulich rote Gesichtsfarbe
   b) Palpation: Venenpulsation, Venen füllen sich bei Kompression von unten auf, Leberpulsation
   c) Perkussion: Schuhform des Herzens
   d) Auskultation: Gießendes Diastolikum über der Aorta

3. Aortenstenose
   a) Inspektion: Blasses Aussehen, verbreiterter Spitzenstoß
   b) Palpation: Hebender Spitzenstoß, Pulsus parvus et tardus
   c) Perkussion: Vergrößerter rechter Vorhof und rechter Ventrikel
   d) Auskultation: Paukender 1. Ton, rumpelndes Diastolikum an der Spitze besonders nach Belastung und in linker Seitenlage

4. Tricuspidalinsuffizienz
   a) Inspektion: Starke Pulsation der Halsvenen
   b) Palpation: Hebender Spitzenstoß, Pulsus celer et altus
   c) Perkussion: Aortenkonfiguration, meist nicht sehr hochgradige Verbreiterung nach links
   d) Auskultation: Systolisches Decrescendo im Anschluß an den ersten Ton über dem Sternum

417 Bei welchen Herzerkrankungen sind Digitalispräparate kontraindiziert?

a) Myokard-Insuffizienz
b) Reizleitungsstörungen
c) Aorteninsuffizienz

418 Ordnen Sie folgende Symptome den beiden Krankheitsbildern zu!
1. Cor pulmonale
2. Überlasteter linker Ventrikel

a) Arterielle Hypertonie
b) Hypertrophie des rechten Ventrikels
c) Galopprhythmus über der Herzspitze
d) Emphysembefund
e) Orthopnoe
f) Hochgradige Zyanose
g) Ausgesprochene Polyglobulie
h) Röntgenologisch: Zinnsche Kappe
i) EKG: Linkstyp
j) Periphere Ödeme

419 Bei welchen der folgenden hämodynamischen Herzinsuffizienzen ist die Herzvergrößerung obligat?

a) Aortenvitien
b) Aortenisthmusstenose
c) Mitralstenose
d) Akute Herzinsuffizienz

420 Ordnen Sie richtig zu! Zwei der angegebenen Symptomenkomplexe sind f a l s c h und bleiben übrig!

I. Fallotsche Pentalogie
II. Eisenmenger-Syndrom
III. Fallotsche Trilogie
IV. Ebstein-Syndrom
V. Fallotsche Tetralogie
VI. Lutembachersyndrom

a) Ventrikelseptumdefekt, über diesem Defekt reitende Aorta, Blutüberfüllung des Lungenkreislaufs
b) Ventrikelseptumdefekt, Pulmonalstenose, Rechtshypertrophie, über dem Defekt reitende Aorta
c) Vorhofseptumdefekt, Pulmonalstenose, Rechtshypertrophie
d) Ventrikelseptumdefekt, Vorhofseptumdefekt, reitende Aorta, Mitralinsuffizienz, Rechtshypertrophie
e) Pulmonalsklerose, reitende Aorta, Vorhofseptumdefekt, Tricuspidalatresie

Forts. nächste Seite

f) Anomalie der Tricuspidalis und persistierendes Foramen ovale
g) Vorhofseptumdefekt, Mitralstenose
h) Hypertrophie des rechten Ventrikels, über dem Defekt reitende Aorta, offenes Foramen ovale oder Vorhofscheidewanddefekt, Ventrikelseptumdefekt, Pulmonalstenose

421 Ordnen Sie folgende Inspektions- und Palpationsbefunde zu den entsprechenden Herzfehlern!

1. Mitralinsuffizienz
2. Aorteninsuffizienz
3. Mitralstenose
4. Tricuspidalinsuffizienz
5. Pulmonalinsuffizienz
6. Fallotsche Tetralogie

a) Bläulich-rote Gesichtsfarbe, Spitzenstoß an normaler Stelle und unauffällig, fühlbare Pulsation im Epigastrium
b) Unauffällige Gesichtsfarbe, Herzspitzenstoß nach links außen verlagert und verbreitert
c) Blasse Gesichtsfarbe, starke Pulsation der Karotiden, Mussetsches Zeichen, auswärts und abwärts verlagerter, verbreiterter Spitzenstoß, Quinckescher Kapillarpuls
d) Starke Pulsation der Halsvenen (positiver Venenpuls) deutliche Pulsation im Epigastrium
e) Inspektion ohne Befund
f) In Entwicklung stark zurückgebliebener Patient, stark zyanotisch, Trommelschlegelfinger, tiefrote Schleimhäute

422 Wie sind systolische Austreibungsgeräusche von systolischen Refluxgeräuschen zu unterscheiden?

423 Wann treten systolisch-diastolisch-kontinuierliche Geräusche auf?

a) Wenn eine Verbindung zwischen einem Gefäß höheren Drucks und niedrigeren Drucks besteht?
b) Wenn Blut in ein pathologisch erweitertes Gefäß geworfen wird?
c) Wenn stenosierte Klappen Anlaß zur Wirbelbildung geben?

424 Wodurch ist der 3. Herzton bedingt?

a) Durch Anschlagen des Ventrikels an die Thoraxwand = ventricular knock (nach dem Spitzenstoß nochmaliges Anschlagen)
b) Allein durch die Muskelspannung
c) Durch den Zug an den Sehnenfäden

425 Erklären Sie, wie die physiologische Spaltung des 2. Herztons zustande kommt!

426 Wie ist Lautstärke und Klangcharakter des 3. Herztons?

427 Worin liegt die Bedeutung des 3. Herztons?
   a) Er sagt nur etwas über das Vitium aus.
   b) Er ist der Ton der beginnenden und manifesten Herzinsuffizienz.
   c) Er tritt einige Tage nach einem Herzinfarkt auf und gibt wichtige Hinweise, falls er bestehen bleibt.
   d) Er ist das erste Anzeichen der absoluten Arrhythmie.

428 Was verstehen Sie unter Pulsdefizit?

429 Welche extracardialen Ursachen haben die sog. harmlosen Clicks?

430 Wann spricht man von einer relativen Stenose?

431 Bei welchen Herzvitien tritt eine umgekehrte oder paradoxe Spaltung des 2. Herztons auf?
   a) Beim Linksschenkelblock
   b) Bei schwerer Aortenstenose
   c) Bei grossem offenem Ductus Botalli
   d) a-c

432 Sie haben 6 erworbene Herzfehler vor sich:

   1. Mitralstenose   4. Aortenstenose
   2. Mitralinsuffizienz   5. Tricuspidalinsuffizienz
   3. Aorteninsuffizienz   6. Tricuspidalstenose

   a) Bei welchem Vitium tritt ein Wasserhammerpuls auf?
   b) Bei welchem Vitium hören Sie ein holosystolisches Geräusch über der Spitze?
   c) Bei welchem Vitium hören Sie ein holosystolisches Geräusch über der Tricuspidalklappe, das in der Inspiration lauter wird?
   d) Bei welchem Vitium hören Sie ein systolisches Spindelgeräusch über der Aorta, das in die Karotiden fortgeleitet wird?
   e) Bei welchen beiden Vitien kann eine große Leber getastet werden?
   f) Bei welchem Vitium tritt ein paukender und verspäteter 1. Herzton auf?

433 An welcher Auskultationsstelle hören Sie eine Spaltung des 2. Herztones am deutlichsten?

434 Wann entsteht ein
a) lauter 1. Herzton
b) leiser 1. Herzton

1. Bei verlängerter PQ-Zeit
2. Bei verkürzter PQ-Zeit

435 Hört man bei akuter rheumatischer Myocarditis einen lauten oder leisen 1. Herzton?

436 Differenzieren Sie zwischen den Symptomen einer Kombination von Aorteninsuffizienz und Mitralstenose und der Kombination von relativer Pulmonalinsuffizienz und Mitralstenose:

1. Mitralstenose + Pulmonalinsuffizienz
2. Mitralstenose + Aorteninsuffizienz

a) Hochfrequentes Basisdiastolikum ca. 0,1 sec nach dem 2. Ton (Phonokardiogramm)
b) Vergrößerung des linken Ventrikels
c) Vergrößerte Blutdruckamplitude
d) Zeichen der Linksbelastung im EKG
e) Leises Diastolikum in 2. ICR am linken Sternalrand im Exspirium nicht verstärkt (Auskultation)
f) Normale bis gering verminderte Blutdruckamplitude
g) Hochfrequentes Basisdiastolikum direkt nach dem 2. Ton (Phonokardiogramm)
h) Linker Ventrikel nicht vergrößert, stark vorspringende Ausflußbahn des rechten Ventrikels
i) Leises bis lautes, gießendes Diastolikum am rechten Sternalrand mit größerem Ausbreitungsbezirk (Auskultation)
j) Meist Zeichen der Rechtsbelastung im EKG

437 Wann fehlt ein präsystolisches Diastolikum bei der Mitralstenose?

438 Wie kann man das Diastolikum der Mitralstenose vom Diastolikum der Aorteninsuffizienz unterscheiden?

439 Verwendet man zur Auskultation eines diastolischen Refluxgeräusches bei Aorteninsuffizienz das Glocken- oder das Membranstethoskop?

440 Ordnen Sie den Geräuschqualitäten die entsprechenden Herzaktionen zu!

1. Protodiastolikum der Mitralstenose
2. Diastolikum der Aorteninsuffizienz

a) Crescendo-Geräusch
b) Decrescendo-Geräusch

441 Warum ist die Behauptung nicht ganz richtig:
Je breiter das Intervall zwischen 2. Herzton und Mitralöffnungston desto leichter die Stenose?
Ändert sich dieses Intervall mit der Atmung?
Nennen Sie Faktoren, von denen das Intervall abhängig ist!

442 Ordnen Sie Krankheit und nötige Therapie!

1. Fallotsche Tetralogie
2. Akute Coronarinsuffizienz
3. Paroxysmale Vorhof- und Kammertachycardie
4. Lungenembolie

a) Anlegen einer sog. Blalock-Taussigschen Anastomose zwischen Arteria subclavia und einem Ast der Lungenarterie.
b) Eupaverin i.v.
c) Einatmen von Amylnitrit aus Riechampullen.
d) Druck auf Carotissinus, Bulbusdruck, plötzliches Beugen des Oberkörpers nach vorne.

443 Welche Veränderungen des EKG treten nach einem Herzinfarkt auf?

444 Unterscheiden Sie differentialdiagnostisch den Myokardinfarkt von:

1. Akuter Lungenembolie
2. Perforiertes Ulcus duodeni

445 Ordnen Sie zu den angeborenen Herzfehlern die entsprechenden Auskultationsbefunde:

1. Offener Ductus arteriosus
2. Aortenisthmusstenose
3. Fallotsche Tetralogie
4. Vorhofseptumdefekt

a) Systolisches Geräusch über der Basis, am lautesten links vom Sternum 2. ICR, selten Spaltung des 2. Tons.

b) Kontinuierliches, lautes, rauhes Geräusch (Maschinengeräusch) über der Herzbasis, Punktum maximum liegt im 2. ICR links vom Sternum, oft weit fortgeleitet.
c) Systolisches Geräusch über der Herzbasis, aber auch über den Kollateralkreisläufen (zwischen den Schulterblättern usw.), Basistöne rechts vom Sternum meist lauter.
d) Systolisches Geräusch am linken oberen Sternalrand. Weite Spaltung der 2. Töne. Manchmal niederfrequentes Diastolikum über der Basis.

446 Nennen Sie einige Ursachen für ein röntgenologisch vergrößertes Herz!

447 Bei welchen der folgenden Krankheiten ist ein Pulsus celer zu erwarten?

a) Aortenklappeninsuffizienz
b) Offener Ductus Botalli
c) Morbus Paget
d) Starre Aorta
e) a-d

448 Ordnen Sie zu folgenden Krankheitsbildern ihre Auswirkungen auf das Herz!

1. Links-vergrößertes Herz
2. Cor pulmonale

a) Emphysem, Bronchiektasen, Pulmonalsklerose, Silikose
b) Aorteninsuffizienz, lang dauernde Hypertonie, Isthmusstenose, Arteriovenöses Aneurysma.

449 Ursachen für eine Hypertonie sind

a) Glomerulosklerose
b) Isthmusstenose
c) Arteriosklerose
d) Erhöhte NNM-Hormon-Ausscheidung
e) a, b
f) a-d

450 Positiver Venenpuls ist zu finden bei:

a) Tricuspidalinsuffizienz
b) "Vorhofpfropfung"
c) Mitralstenose
d) Aorteninsuffizienz
d) Konstriktive Perikarditis

451 Auskultationsbefunde: Große Herzdämpfung in Form eines gleichschenkeligen Dreiecks, dessen Spitze im 2. bis 1. ICR liegt; besonders die absolute Dämpfung ist verbreitert.

Ferner: Pralle Halsvenen, leise Herztöne und ein durch Kreislaufmittel nicht beeinflußbarer protrahierter Kollaps.
Worauf schließen Sie?

452 Bei wieviel Gramm reduzierten Hämoglobins pro 100 ml Blut tritt eine Zyanose klinisch in Erscheinung?

453 Welche der folgenden Aussagen spricht für eine periphere Zyanose?

a) Ungenügender Blutzufluß zur Lunge; Hindernisse in der Lunge; venöse Beimischung in der Lunge
b) Vermehrte Sauerstoffausschöpfung; ungenügende arterielle Zufuhr (lokal); Blutveränderungen

454 Ordnen Sie sinngemäß:

a) Renaler Hochdruck
b) Hormonaler Hochdruck
c) Neurogener Hochdruck
d) Hochdruck durch Veränderung der Kreislaufdynamik

1. Cushing Syndrom
2. Aortenisthmusstenose
3. Thallium-Vergiftung
4. Stenose einer Nierenarterie

455 Bei welcher Erkrankung ist die Arteriosklerose die häufigste Komplikation?

a) M. Addison
b) Glomerulonephritis
c) Diabetes mellitus
d) Herzinfarkt
e) Diabetes insipidus

456 Welche Schäden treten in der Folge einer dauernden Blutdrucksteigerung auf?

a) Degenerative Gefäßabnutzung
b) Linksinsuffizienz
c) Cerebrale Durchblutungsstörung
d) Manifestierung eines latenten Diabetes
e) a-c

457 Sie geben einem Patienten Saluretika zur Behebung seiner Hypertonie. Bei einer EKG-Ableitung bemerken Sie:
Abflachung der T Zacke, ST Senkung, Prominente Q Welle.
Welche Komplikation wird dadurch manifestiert?

458 Welche Therapie erscheint Ihnen bei einem gut lokalisierbaren, akuten arteriellen Verschluß in der Peripherie angezeigt, wenn durch medikamentöse Behandlung keine Besserung zu erzielen ist?

F. KRANKHEITEN DES ENDOKRINEN SYSTEMS

459 Welche der folgenden Befunde bei der Hypophysenvorderlappeninsuffizienz (Reye-Sheehan-Syndrom) sind erniedrigt?

a) Grundumsatz
b) Lipoidspiegel
c) Kortikoidspiegel
d) Blutdruck
e) a-d

460 Welche der folgenden Symptome sind sowohl beim Reye-Sheehan-Syndrom als auch bei der Anorexia nervosa zu finden?

1. Sekundärbehaarung
2. Erniedrigung des Grundumsatzes
3. Amenorrhoe
4. Extrem rasche Abmagerung
5. Stark verminderte 17-Ketosteroid-Ausscheidung

461 Die Epiphysenfugen beim hypophysären Zwergwuchs sind im Erwachsenenalter:

a) zugewachsen
b) offen
c) ebenso wie im Kindesalter zugewachsen
d) verknorpelt

462 Welche der folgenden Behauptungen treffen beim hypophysären Zwergwuchs zu:

1. Der Körperbau bleibt grazil und wohlproportioniert
2. Das Gesicht wandelt sich frühzeitig zum Greisengesicht
3. Bei ausbleibender Pubertät besteht ein psychischer Infantilismus mit verminderter Intelligenz
4. Das Skelett ist häufig osteoporotisch
5. Alle Behauptungen treffen zu

463 An welche Krankheit denken Sie, wenn ein erwachsener Patient über Kopfschmerzen und Sehstörungen klagt und berichtet, daß er von Zeit zu Zeit immer wieder größere Schuhe, Handschuhe und Hüte kaufen muß?

464 Das Krankheitsbild zeigt die Symptome: rotes Vollmondgesicht, Stiernacken, Stammfettsucht, rote Striae distensae, Hypertonie, Polyglobulie, Hyperglykämie, Glukosurie, Osteoporose. Diagnose?

465 Worauf beruhen die meisten Wachstumserscheinungen bei der Akromegalie?

466 Welche differentialdiagnostische Abgrenzung ist bei der Akromegalie erforderlich?

467 Eliminieren Sie die f a l s c h e Aussage über die Akromegalie!

a) Vorhandene Vergrößerungen von Weichteilen und Skelett können rückgängig gemacht werden durch Hormonblocker.
b) Bei längerem Bestand kann das Adenom die restliche Hypophyse zerstören und selbst degenerativ zerfallen, es entsteht eine "ausgebrannte Akromegalie"
c) Die Progredienz der Krankheit beurteilt man an Hand wiederholter Gesichtsfeldprüfungen und des Beschwerdebildes.
d) Eine Metastasierung des eosinophilen Adenoms ist ausgesprochen selten.

468 Welche Laborbefunde sind bei der Akromegalie häufig?

a) Hypoglykämie
b) Hyperglykämie
c) Glukosurie

469 Welche Symptome erwarten Sie beim M. Addison?

a) Exophthalmus
b) Hypertonie
c) Abmagerung
d) Hartnäckige Diarrhoen
e) Hautpigmentierungen

470 Wählen Sie 3 Symptome aus, die bei einer Hyperthyreose auftreten!

a) Appetitlosigkeit
b) Hypotonie
c) stark verlangsamte Jodspeicherung
d) Abmagerung
e) Konvergenzschwäche
f) feinschlägiger Tremor der Hände

471 Im Gegensatz zur nervösen Polydipsie ist die Harnausscheidung beim echten Diabetes insipidus nach Kochsalzinfusion

a) unverändert
b) erhöht
c) vermindert

472 Der Diabetes insipidus wird verursacht durch:

a) eine Unterfunktion des Hypothalamus-Hypophysenhinterlappensystems
b) eine "Überfunktion" des Hypothalamus-Hypophysenhinterlappensystems
c) ein gutartiges Adenom der Nebennierenrinde
d) ein basophiles Adenom des Hypophysenvorderlappens

473 Ordnen Sie folgende Hypophysenvorderlappentumoren den entsprechenden klinischen Manifestationen zu!

1. Eosinophiles Adenom
2. Basophiles Adenom
3. Chromophobes Adenom

a) M. Cushing
b) Akromegalie
c) Klinisches Erscheinungsbild wie bei Kraniopharyngeomen oder Metastasen eines Mamma-, Prostata- oder Lungenkarzinoms

474 Die Dystrophia adiposo-genitalis ist gekennzeichnet durch

a) reichliche Fettansammlung besonders im Unterbau, der Hüfte, des Gesäßes
b) Wachstum wie beim hypophysären Zwergwuchs (bei Jugendlichen)
c) infantile Geschlechtsorgane, wenn die Krankheit vor der Pubertät auftritt
d) Atrophie der Geschlechtsorgane bei Erwachsenen
e) die Folge einer alleinigen Schädigung der Adenohypophyse
f) alle angegebenen Möglichkeiten

475 Die physiologische Bedeutung der Schilddrüsenhormone liegt hauptsächlich in der Regulierung des:

a) Elektrolythaushaltes
b) Energiehaushaltes
c) Wärmehaushaltes

476 Wie groß ist der tägliche Jodbedarf?

477 Der organische Bestandteil des Schilddrüsenhormons ist

a) Jodid
b) Tyrosin
c) Leucin
d) Phenylalanin

- 79 -

478 Welche Therapie würden Sie bei einer thyreotoxischen Krise anwenden?
 a) Nur Radiojodgabe
 b) Gabe von Thioharnstoffderivaten
 c) Gabe von Jod oder Dijodthyrosin i.v., kombiniert mit Kortikoiden

479 Ein Patient mit vorgeschrittenem Hyperthyreoidismus und Herzinsuffizienz sollte behandelt werden mit:
 a) sofortiger J^{131}-Therapie
 b) sofortiger Operation
 c) Digitalis
 d) Digitalis, Chinidin, J^{131}
 e) Propyl-Thiouracil, Digitalis und später J^{131}

480 Zur Behandlung der akuten Thyreoiditis eignet sich um besten:
 a) Antibiotika
 b) Sofortige Operation
 c) Aspirin, Eisbeutel, Ruhe, Kortison
 d) Propyl-Thiouracil
 e) Getrocknetes Schilddrüsen-Präparat

481 Bei Myxödem klagt der Patient über:
 a) Schwitzen
 b) Herzklopfen
 c) Empfindlichkeit gegen Kälte
 d) Durchfälle
 e) Intoleranz gegen Hitze

482 Welche Ursachen müssen Sie bei einer Hyperthyreose in Betracht ziehen?

483 Kann die Tachycardie bei Hyperthyreose erfolgreich mit Herzmitteln behandelt werden?

484 Kann ionisiertes Jod in das Schilddrösenhormon eingebaut werden?

485 Finden Sie einen Wert von 6,5 Gamma Schilddrüsenhormon im Serum noch normal?

486 Treten Augensymptome wie Exophthalmus auf bei

a) einer Hyperthyreose, die durch eine zentrale Fehlregulierung verursacht ist?
b) einem toxischen Adenom?

487 Erklären Sie das häufige Auftreten von Nierensteinen bei Überfunktion der Nebenschilddrüsen!

488 Das im Körper wirksamste Schilddrüsenhormon ist das:

a) Dijodtyrosin
b) Thyronin
c) Thyreoglobulin
d) Thyroxin
e) Trijodthyronin
f) a, c
g) e, f

489 Ordnen Sie den folgenden Augensymptomen die richtige Erklärung zu!

1. Moebiussches Zeichen
2. Dalrymplesches Zeichen
3. Graefesches Zeichen
4. Stellwagsches Zeichen

a) seltener Lidaufschlag
b) Konvergenzschwäche bei Nahblick
c) Retraktion des Oberlids
d) Zurückbleiben des oberen Lides beim Blick nach unten mit Entblößung des oberen Sklerenrandes

490 Durch welche der folgenden Krankheiten wird der Grundumsatz gesenkt?

a) Schilddrüsenüberfunktion
b) Sheehan-Syndrom
c) Herzdekompensation
d) Parkinsonismus
e) Nephrotisches Syndrom
f) Anorexia nervosa

491 Beschreiben Sie die zwei Phasen des Radio-Jodtests!

492 Woran erkennen Sie anhand des Radio-Jodtests eine hyperthyreote Stoffwechsellage?

493 Womit läßt sich ein "heißer Knoten", ein toxisches Adenom der Schilddrüse am sichersten diagnostizieren?

494 Einem Patienten mit einem toxischen Adenom injiziert man thyreotropes Hormon. Was zeigt ein daraufhin aufgenommenes Szintigramm?

495 Eliminieren Sie die f a l s c h e der folgenden Aussagen! Das toxische Adenom der Schilddrüse ist ein heißer Knoten:

a) in dessen Umgebung das normale Gewebe kompensatorisch ruhiggestellt ist.
b) der ein Glanzauge mit Exophthalmus verursacht.
c) der außerhalb des hypothalamo-hypophysär-thyreoiden Regelkreises steht.
d) der maligne entarten kann, so daß eine operative Enukleation indiziert ist.

496 Welcher der folgenden Befunde ist bei der Basedowschen Krankheit anzutreffen?

a) Abmagerung
b) Vermehrte Salzausscheidung
c) Alimentäre Glykosurie
d) Erhöhter Eiweißzerfall
e) Subfebrile Temperaturen
f) a-e
g) a-c

497 Eliminieren Sie die f a l s c h e Aussage über die Hyperthyreose!

a) Sie ist nach dem Diabetes mellitus die häufigste endokrine Krankheit der Erwachsenen, bei den Kindern ist sie selten.
b) Die Morbidität ist in der Stadt größer als auf dem Lande.
c) In küstennahen Landstrichen kommt die Krankheit häufiger vor als in Jodmangelgebieten.
d) Die durch die Hyperthyreose hervorgerufenen endokrinen Augenphänomene sind Folge der vermehrten Inkretion von Schilddrüsenhormonen.

498 Wie erklären Sie das Auftreten einer Schilddrüsenvergrößerung nach monatelanger medikamentöser Prophylaxe zur Vermeidung der Hyperthyreose?

499 Welche Phase der Thyroxinsynthese wird durch die Thioharnstoffpräparate gehemmt?

500 Wo greifen bei der Behandlung der Hyperthyreose die Salze der Perchlorsäure an?

501 Nennen Sie Indikation und Kontraindikation der operativen Hyperthyreosen-Therapie!

502 Die euthyreote Struma ist Ausdruck einer Anpassungsreaktion der Schilddrüse an Störungen bei der Hormonbildung. Als Störfaktoren kommen in Betracht:

a) Exogener Nahrungsjodmangel
b) Strumigene Substanzen, z. B. thiozyanidhaltige Kohl-Nahrung
c) Angeborener Fermentmangel
d) Hypokalzämie
e) a-d

503 Welche der folgenden Befunde weisen auf eine Hypothyreose hin?

a) Fehlen von Kreatin im Harn
b) Grundumsatzwert: -40%
c) Grundumsatzwert: -10%
d) Erhöhung aller Lipoidfraktionen im Serum
e) Vermehrtes Karotin im Blut
f) Hypothermie

504 Unterscheiden Sie zwischen Struma colloides und Struma parenchymatosa!

505 Ein Patient klagt über starke Schmerzen der angeschwollenen Schilddrüse. Neben einem allgemeinen Krankheitsgefühl berichtet er über Heiserkeit und Schluckschmerzen, die in die Ohren und zum Nacken ausstrahlen. Erheblich beschleunigte Blutsenkung, Fieber und Leukozytose ergänzen das Krankheitsbild. Diagnose?

506 Wählen Sie die richtigen der folgenden Aussagen!

Bei der chronischen lymphomatösen Thyreoiditis ist:
a) die Steroidtherapie langsamer wirksam als bei der akuten oder subakuten Thyreoiditis
b) die Röntgenbestrahlung angebracht
c) baldige Resektion der Schilddrüse indiziert
d) eine Jodverwertungsstörung vorhanden
e) eine streng auf das Schilddrüsenbindegewebe begrenzte Lymphozyteninfiltration zu beobachten

507 Wo finden sich am häufigsten Metastasen der Schilddrüsencarzinome, -sarkome?

a) Knochenskelett
b) Gehirn
c) Leber
d) Lunge

508 Eliminieren Sie die f a l s c h e der folgenden Behauptungen:

a) Es genügt ein Siebtel der Schilddrüse, um Ausfallserscheinungen zu verhüten.
b) Wird bei der Operation zuviel Schilddrüsengewebe entfernt, tritt ein postoperatives Myxödem auf.

c) Sowohl das angeborene als auch das erworbene Myxödem sind durch Zufuhr von Schilddrüsenhormon gut beeinflußbar.
d) Hormongaben sind beim ausgebildeten Kretinismus unwirksam.
e) Frauen zeigen weniger häufig ein Myxödem als Männer.

509 Bei der Therapie des Hypoparathyreoidismus wird neben der wahlweisen Gabe von Parathormon, Vitamin D, AT 10 und Kalzium auch eine kalziumreiche, aber phosphatarme Diät empfohlen. Ist hierfür auch Milch geeignet?

510 Eine Erhöhung des Blutkalziumspiegels beim Pseudohypoparathyreoidismus ist erreichbar durch die Gabe von:
a) Parathormon
b) Vitamin D
c) AT 10
d) a-c
e) b+c

511 Wieso ist beim M. Recklinghausen eine erhöhte Phosphatausscheidung festzustellen?

512 Welchem Krankheitsbild können Sie die folgenden Befunde zuordnen?
Knochenentkalkung, Fibroosteoklasie, Bandkeratitis, Kalkmetastasen, Nierensteine, EKG-Veränderungen (QT-Strecke verkürzt), Polyurie.

513 Ordnen Sie die entsprechenden Begriffe:

1. Chvosteksches Zeichen
2. Trousseausches Zeichen
3. Erbsches Phänomen

a) Pfötchenstellung
b) gesteigerte galvanische Erregbarkeit
c) Zuckungen der mimischen Muskulatur

514 Erklären Sie Prinzip und Auswertung der Sulkowitch-Probe.

515 Warum kommt es häufig infolge einer Hyperventilation bei vegetativer Dysregulation zur Tetanie?

516 Wählen Sie die richtigen der folgenden Angaben über die Auswirkungen einer Hyperfunktion der Nebenschilddrüsen:

a) Im Blut Abfall der Kalzium- und Phosphatkonzentration
b) Im Blut Anstieg der Kalzium- und Abfall der Phosphatkonzentration
c) Im Harn Anstieg der Kalzium- und Phosphatausscheidung
d) Im Harn Anstieg der Kalzium- und Abfall der Phosphatkonzentration
e) Polyurie und Polydipsie

517 Wie beurteilen Sie einen akuten Anstieg der Serumkalziumkonzentration auf 16 mg%. Er ist:

a) leicht erhöht, aber unschädlich
b) im normalen Schwankungsbereich
c) tödlich

518 Ordnen Sie die zusammengehörenden Befunde bei primärem Hyperparathyreoidismus!

1. Serum-Kalzium
2. Serum-anorganische Phosphate
3. Serum-alkalische Phosphatase
4. Standardbicarbonat
5. Harnausscheidungs-Kalzium

a) vermehrt
b) stark erhöht
c) deutlich erniedrigt
d) erhöht bei Osteoblastentätigkeit
e) normal

519 Ein Patient hat im Anschluß an eine Infektion einen hochgradigen körperlichen Schwächezustand, Apathie, Exsikkose, Abdominalschmerzen, Untertemperatur, Kreislaufkollaps, RR systolisch unter 80.
Verdachtsdiagnose?

520 Worin liegt der Hauptgrund für das Eintreten des Todes bei einer Addisonkrise?

521 Geben Sie einen Therapievorschlag zur Behandlung einer akuten, lebensbedrohenden Addison-Krise!

522 Worauf beruht das adrenogenitale Syndrom?

523 Bei welchen der folgenden Erkrankungen muß eine Operation erwogen werden?

a) Conn-Syndrom
b) M. Addison
c) Waterhouse-Friderichsen-Syndrom
d) Adrenogenitales Syndrom, postnatale Form
e) Cushing-Syndrom

524 Erklären Sie die pathophysiologischen Grundlagen der kongenitalen Form des adrenogenitalen Syndroms!

525 Eliminieren Sie die f a l s c h e der folgenden Behauptungen über den M. Addison!
a) Neben der primären chronischen Insuffizienz der NNR besteht häufig noch eine Insuffizienz der NNM.
b) Beweisend sind die Schleimhautpigmentierungen in der Mundschleimhaut.
c) M. Addison ist die Folgeerscheinung hyperergischer NNR-Reaktion bei Meningokokkensepsis
d) Hypotonie vom orthostatischen Typ, Anorexie, Erbrechen, Obstipation sind häufige Symptome.
e) Im ACTH-Test kein Anstieg der Gluco- und Mineralkorticoide.

526 Wann ist die tuberkulöse Ätiologie des M. Addison praktisch gesichert?

527 Welches Verfahren ist zur Unterscheidung zwischen einem NNR-Tumor und einer NNR-Hyperplasie geeignet? Beschreiben Sie den Wirkungsmechanismus!

528 Wie läßt sich rein anamnestisch der M. Cushing von einer konstitutionellen Adipositas abgrenzen?

529 Befund: Muskelschmerzen, -schwäche, Parästhesien, Paresen, Tetanie, Polyurie, Hypertonie.
Laboruntersuchungen: Hypokaliämie und Hypernatriämie, C-17-Ausscheidung normal, Aldosteron im Harn vermehrt ebenso wie Kalium, verminderte Glucose-Toleranz, erhöhtes Standard-Bicarbonat.
Diagnose?

530 Nennen Sie die häufigsten pathophysiologischen Ursachen des Cushing-Syndroms!

531 Ordnen Sie die Krankheitsbilder der NNR den richtigen Funktionsstörungen zu!
1. Cushing-Syndrom
2. Conn-Syndrom
3. Adrenogenitales Syndrom

Überproduktion von:
a) Mineralokorticoiden
b) Glucukorticoiden
c) Androgenen

532 Der Patient klagt über starke Leistungsabnahme, Gewichtsverlust, Kopf- und Rückenschmerzen. Bei der Inspektion sehen Sie ein rotes Vollmondgesicht, Stammfettsucht, Stiernacken, an der Haut blaurote Striae, Hirsutismus, RR ist systolisch und diastolisch erhöht.
Verdachtsdiagnose?

533 Eliminieren Sie die f a l s c h e der folgenden Aussagen über das Cushing-Syndrom!

a) Er tritt bei Frauen 4-mal häufiger auf als bei Männern.
b) Man unterscheidet ein endogenes und ein exogenes Cushing-Syndrom.
c) Zum exogenen Cushing-Syndrom kommt es bei therapeutischer Überdosierung mit synthetischen Kortikoiden.
d) Komplikationen des Cushing-Syndroms im Erwachsenenalter betreffen hauptsächlich das Nervensystem.
e) Ein unbehandeltes endogenes Cushing-Syndrom endet meist innerhalb von 5 Jahren tödlich.

534 Wählen Sie aus den folgenden Angaben diejenigen, die Folgeerscheinungen einer Aldosteron-Überdosierung sein können!

a) Ödembildung
b) Fettleber
c) Hypernatriämie
d) Hypokaliämie mit fixer Alkalose
e) Hypertonie und Herzvergrößerung
f) Manifestierung eines latenten Diabetes

535 Zur Ausschwemmung von Ödemen, die auf Grund der Aldosteronüberdosierung entstanden sind, werden Diuretika verwendet. Was erwarten Sie?

536 Beschreiben Sie den verlängerten Thorn-Test!

537 Wie fällt bei einer Insuffizienz der NNR der Volhardsche Wasserversuch aus?

Zu den folgenden zwei Fragen:
1. Kortexon
2. Aldosteron
3. Kortikosteron
4. Kortisol

538 Ordnen Sie die obigen Korticoide in der Reihenfolge ihrer glukokorticoiden Aktivität!

539 Welches dieser Hormone ist von der HVL-Aktivität unabhängig?

540 Unterscheiden Sie zwischen Kortison und Kortisol!
Welches dieser beiden Hormone kommt im menschlichen Körper vor?

541 Welche der folgenden NNR-Wirkungen sind den Glukokorticoiden zuzuschreiben?

a) Förderung der Eiweißsynthese
b) Verminderung der Zahl der eosinophilen Zellen im peripheren Blut
c) Stickstoffretention
d) Förderung der Gluconeogenese
e) Hemmung der peripheren Zuckerverwertung
f) Steigerung der Insulinempfindlichkeit

542 Geben Sie für die physiologischen Wirkungen des Kortisols die nachteiligen Folgen einer Überdosierung an!

1. Antiphlogistische Wirkung
2. Verminderung der Zahl der Eosinophilen
3. Förderung der Salzsäure und Pepsinproduktion der Magenschleimhaut
4. Psychotroper Effekt mit Euphorie
5. Involution der lymphatischen Organe in Thymus, Lymphdrüsen und Milz
6. Hemmung der ACTH-Sekretion des HVL

543 Welches Verhalten der eosinophilen Zellen im peripheren Blut erwarten Sie beim Gesunden nach Injektion von 25 I.E. ACTH?

a) Innerhalb von 4 Stunden ein Abfall der eosinophilen Zellen im Blut um etwa 50%.

b) Keine signifikante Veränderung
c) Innerhalb von 24 Stunden ein Abfall der Eosinophilen um 10%

544 Maligner Exophthalmus kommt vor bei:

a) Maligner Schilddrüse
b) Thyreotoxikose
c) Myxödem
d) Thyreoiditis
e) a-d

545 In welchem Organ wird das Hormon Sekretin gebildet?

a) Magen d) Pankreas
b) Kolon e) Duodenum
c) Leber

546 Mukoviscidose wird verursacht durch:

a) einen Gendefekt
b) eine Pankreatitis
c) eine maligne Erkrankung
d) eine Infektion
e) durch Verschluß der Pankreas-Ausführgänge

547 Welcher Krankheit ordnen Sie folgende Symptome zu: Durstgefühl, Nykturie, Gewichtsabnahme, Nachlassen der Sehkraft, Juckreiz?

548 Ordnen Sie die Reihenfolge nach der Schwere des Krankheitsbildes:

a) Latenter Diabetes
b) Klinischer Diabetes
c) Potentieller Diabetes
d) Asymptomatischer Diabetes

549 Warum muß ein auf Insulin eingestellter Diabetiker insbesondere bei auftretender Müdigkeit auf seinen Zuckerspiegel achten?

550 Wann liegt ein potentieller Diabetes mellitus vor?

551 Welche Tests sind bei potentiellen Diabetikern positiv?

a) Glucose-Belastungstest c) Kortison-Belastungstest
b) Tolbutamid-Test d) keiner

552 Ordnen Sie folgende Aussagen den beiden Diabetesformen zu!
   1. Jugendlicher Diabetiker
   2. Altersdiabetiker

   a) Insulinmangel   e) Sulfonylempfindlichkeit
   b) Pykniker   f) Kein Insulinmangel
   c) Komagefahr   g) Asthenisch
   d) Cushing-Syndrom   h) Insulinempfindlich

553 Grundlage jeder Diabetesbehandlung soll sein:
   a) Insulinbehandlung
   b) Versuch mit Sulfonylharnstoff
   c) Sofortiger Zuckerbelastungstest
   d) Verordnung von Diabetes-Diät
   e) Umstellung auf Depotinsulin

554 Welche Diabetesform ist für die Behandlung mit Sulfonylharnstoffen ungeeignet?

555 Welches der folgenden Antidiabetica zeigt die stärksten Nebenwirkungen auf?

   a) Sulfonylharnstoff   c) Insulin
   b) Tolbutamid   d) Chlorpropamid

556 Ist ein Diabetes-Patient mit einem Nüchtern-Blutzucker von 350 mg% und nur wenig Aceton akut gefährdet?

557 Welche der folgenden Laborbefunde sind bei der Einstellung mit Insulin nötig?

   a) Nüchternblutzucker
   b) Urinvolumenbestimmung
   c) "Tagesprofil"
   d) Tagesausscheidung von Harnzucker
   e) Alle angegebenen Befunde
   f) c, d

558 Durch welche charakteristischen, differentialdiagnostisch wichtigen Befunde an der Zunge und bei der Atmung können Sie zwischen dem hypoglykämischen Koma und dem Diabeteskoma unterscheiden?

559 Grenzen Sie das hypoglykämische Koma vom diabetischen Koma durch Zuordnung der entsprechenden Symptome ab!

1. Hypoglykämisches Koma
2. Diabetisches Koma

a) Steigerung der Sehnenreflexe
b) Schlaffe Bewegungslosigkeit
c) Weiche Augenbulbi
d) Abgeschwächte Sehnenreflexe
e) Schwere, fast epileptiforme Krampfanfälle
f) Prall gespannte Augenbulbi

560 Welche der folgenden Befunde würden Sie als hypoglykämische Initialsymptome bezeichnen?

a) Bradykardie   e) Zittrigwerden der Hände
b) Schweißausbruch   f) Allgemeine Unruhe
c) Tachykardie   g) Zyanose
d) Heißhunger   h) Haarausfall

561 Worauf beruht die antiketogene Wirkung von Hafer-Obst-Tagen bei der Diätbehandlung des Diabetes mellitus?

562 Wie hoch soll die Fettzufuhr bei einem Diabetes mellitus Patienten mit vaskulären Komplikationen gehalten werden?

563 Wählen Sie die richtigen Indikationen für die sofortige Behandlung der Zuckerkrankheit mit Insulin:

a) Präkoma und Koma diabetikum
b) Stress-Situationen bei Diabetes
c) Nüchternwert von 160 mg%
d) Kindliche und jugendliche Diabetiker
e) Glukosurie von 5 g/die

564 Wieviel Harnzucker (in g) entspricht als normales "Insulinäquivalent" 1 I.E. Altinsulin?

565 Die Glucosetoleranz (Staub-Traugott-Versuch) ist erhöht bei:

a) einem Insulom   d) Akromegalie
b) M. Addison   e) M. Cushing
c) Diabetes mellitus

566 Diabetes mellitus ist nach einem oralen Traubenzuckerbelastungstest ausgeschlossen, wenn bei normalem Nüchternblutzucker:

a) der höchste Blutzuckeranstieg unter 160 mg% liegt,

b) der Blutzucker nach 60 Minuten etwa 120 mg% beträgt,
c) der Blutzucker nach 180 Minuten den Nüchternwert wieder erreicht oder unterschritten hat,
d) alle drei vorausgegangenen Erklärungen zutreffen,
e) a+b zutreffen.

567 Welche Ursachen einer Zuckerausscheidung kommen bei einer Glykosurie außer einem Diabetes mellitus in Frage?

568 Nennen Sie die Fehlerquellen der Polarimetrie zur quantitativen Glucosebestimmung im Harn!

569 Die wichtigste biologische Aufgabe des Insulins ist die Förderung des aktiven Glukosetransportes durch die Zellmembranen in

a) die Skelettmuskulatur   d) das Bindegewebe
b) die Herzmuskulatur   e) a-d
c) das Fettgewebe

570 Eliminieren Sie die f a l s c h e der folgenden Aussagen über die weiteren Wirkungen des Insulins!

a) Förderung der Glykogensynthese durch Glukokinasestimulierung
b) Förderung der Proteinsynthese
c) Förderung der Fettsynthese
d) Förderung bestimmter Phasen der Endoxydation der Glucose im Krebs-Zyklus
e) Aktivierung der Leberphosphorylase

571 Welche Korrelation des Insulins kennen Sie zum somatotropen System des Hypophysenvorderlappens?

572 Bei welcher Erkrankung enthält der Harn trotz hohen Blutzuckers keinen oder nur wenig Zucker?

573 Azetongeruch in der Atmungsluft tritt auf:

a) immer beim manifesten Diabetes
b) häufig im Hungerzustand
c) manchmal nach Weingenuß
d) beim Koma diabeticum
e) unter der Bezeichnung "Kußmaulsche Atmung" bekannt

574 Entscheiden Sie, ob die folgenden Angaben über den Diabetes mellitus richtig sind!

a) Die Diabetesverlaufsformen der Jugendlichen sind meist sehr schwer.
b) Nur in den ersten Stunden des Komas ist eine wirkungsvolle Therapie möglich.
c) Steigt der Blutzucker über 160 mg% geht er normalerweise in den Urin über.
d) Tritt während der Schwangerschaft Diabetes auf, genügt eine der üblichen Reduktionsproben nach Trommer oder Nylander zu dessen Nachweis.
e) Die Blutzuckerbestimmung nach Hagedorn-Jensen ist im Prinzip eine Reduktionsprobe.

G. ERKRANKUNGEN DES STOFFWECHSELS

575 Bei welchen der folgenden Leiden besteht eine charakteristische Fettverteilung?

a) Pickwick-Syndrom
b) M. Cushing
c) Lipodystrophie
d) Karzinoidsyndrom

576 Welche wesentlichen Faktoren sind bei der Brocaschen Formel zur Berechnung des Idealgewichtes nicht berücksichtigt?

a) Knochenbau
b) Brustumfang
c) Geschlecht
d) Fettverteilung

577 Wählen Sie die Komplikationen, die bei Adipösen gehäuft auftreten!

a) Leukämie
b) Gicht
c) Pankreatitis
d) Diabetes
e) Belastungsdyspnoe
f) Senk- und Spreitzfüße
g) Hypertonie
h) Statische Beschwerden von Seiten der Wirbelsäule, des Hüft- und Kniegelenks
i) Virusinfekte
j) Colitis ulcerosa
k) Bronchitiden

578 Ein Patient mit ausgeprägter Fettsucht zeigt Schlafsucht, respiratorische Insuffizienz mit periodischer Atmung und intermittierender Zyanose. Ferner Polyglobulie und Rechtsherzhypertrophie.
Diagnose?

579 Wieviel Kalorien verabreichen Sie bei einer Reduktionsdiät täglich?

a) 700 - 1200 Kal
b) 1500 - 2000 Kal
c) 1800 - 2500 Kal
d) bis zu 3000 Kal

580 Wieviel Kalorien besitzt 1 kg Fett?

a) 2500
b) 3300
c) 5000
d) 6000

581 Eliminieren Sie die falsche der folgenden Behauptungen über die Beziehungen zwischen Kalzium- und Magnesium-Haushalt!

a) Die Erniedrigung der Konzentrationen beider Ionen üben eine

antagonistische Wirkung auf die Erregbarkeit von Nerven und Muskeln aus.
b) Im Bezug auf die Verkalkung des Knochengewebes wirken Kalzium und Magnesium antagonistisch.
c) Erhöhung der Magnesium-Konzentration verursacht eine Erregbarkeitsminderung.
d) Eine Konzentrationsverminderung des Kalziums bringt eine Erregbarkeitssteigerung.

582 Zu einem Absinken des Kalzium-Spiegels kommt es durch:

a) Mangel an Calciferolen
b) Unterfunktion der Epithelkörperchen
c) Postazidotische Zustände
d) Starken Milchgenuß

583 Eine Tetanie kann auftreten bei:

a) Magnesium-Mangel
b) Erniedrigtem Kalzium-Spiegel
c) Erniedrigter Kohlendioxyd-Spannung bei normalem oder erhöhtem pH
d) Erhöhung des pH bei normalem Kalzium-Spiegel und Kohlendioxyd-Spannung

584 Wie groß ist der tägliche Kalziumbedarf bei:

a) Erwachsenen
b) Kindern
c) Schwangeren und stillenden Frauen

585 Zu Hyperkalzämien kann es kommen bei:

a) Überfunktion der Epithelkörperchen
b) Großen Calziferoldosen
c) Starkem Milchgenuß
d) Heilender Rachitis

586 Wozu kann Vitamin-D-Überdosierung führen?

a) Hyperkalzämie
b) Hyperkalzurie
c) Hyperphosphatämie
d) Organverkalkungen
e) Nephrokalzinose
f) a-e

587 Wodurch kann die enterogene Vitaminsynthese gestört werden?

a) essentielle Hypertonie
b) Antibiotikagaben, die die Darmflora zerstören

c) Gastritis
d) chronische Pankreatitis
e) Ulcus duodeni

588 Was verstehen Sie unter der Möller-Barlowschen Krankheit?

589 Welche möglichen Ursachen eines Vitaminmangels kennen Sie?

590 Bei welcher der folgenden Erkrankungen ist die Therapie mit Folsäure ungeeignet?

    a) makrozytäre Anämien
    b) Leukopenie
    c) perniziöse Anämie

591 Ordnen Sie die typischen Hypovitaminosen-Krankheitsbilder zu den mangelnden Vitaminen!

    1. Hemeralopie   a) D
    2. Beri-Beri   b) K
    3. Ariboflavinose   c) C
    4. Pellagra   d) B_{12}, Folsäure
    5. Perniziosa   e) Nicotinamid
    6. Skorbut   f) B_2
    7. Rachitis, Osteomalazie g) B_1
    8. Hämorrhagische Diathese h) A

592 Welche Symptome fallen bei der feuchten, kardiovaskulären Form der Beri-Beri auf?

593 Benennen Sie diejenigen Organe, an denen sich die Beri-Beri-Krankheit am häufigsten manifestiert!

    a) Muskulatur   e) Niere
    b) Herz   f) Leber
    c) Nervensystem   g) Pankreas
    d) Gastrointestinaltrakt

594 Welche Wirkung hat die Gabe von Digitalis bei einer Herzinsuffizienz bei Beri-Beri?

595 Wie groß ist der Harnsäurenormalwert des Plasmas?

596 Welche Pharmaka eignen sich zur Gicht-Dauerbehandlung?

597 Ein Gichtpatient, der unter Benemid-Dauerbehandlung steht, klagt über Kopfschmerzen. Welches Analgeticum dürfen Sie nicht geben?

a) Morphium
b) Pyrazolonkörper
c) Phenazetin
d) Salizylate

598 Von sekundären Gichtsymptomen spricht man:

a) wenn die Gicht Folge einer gesteigerten Harnsäurebildung wie z. B. bei Polyzythämie ist.
b) wenn der akute Gichtanfall nicht auf Kolchizin anspricht.
c) wenn eine Arthritis unter Gichtsymptomen verläuft.

599 Welche der folgenden Aminosäuren sind für den Menschen essentiell?

a) Valin
b) Phenylalanin
c) Methionin
d) Leuzin
e) Serin
f) Arginin
g) a-d
h) alle angegebenen

600 Man nimmt an, daß Vitamin-C-Mangel die Gewebsresistenz gegen Infektionen herabsetzt. Dies beruht auf der Funktion des Vitamin C als Redox-System mit aktivierenden Wirkungen auf die:

a) Hypophysenvorderlappenhormone
b) Adiuretinbildung
c) Steroidhormone der NNR
d) Insulinproduktion
e) Erythropoese

601 Zu welcher besonderen Form der Rachitis führt Vitamin-D-Mangel bei Erwachsenen?

602 Welchen der folgenden Laborbefunde kommt bei der Osteomalazie diagnostische Bedeutung zu? (3 Befunde!)

a) Leicht erniedrigter Kalziumwert im Serum
b) Leicht erniedrigter Wert der anorganischen Phosphate im Serum
c) Erhöhung der alkalischen Phosphatase
d) Unveränderter Transaminasen-Wert

603 Eliminieren Sie die f a l s c h e der folgenden Behauptungen über Vitamin-C-Mangel!

a) Die Möller-Barlowsche Krankheit ist eine Vitamin-C-Avitaminose der Säuglinge durch einseitige Ernährung.
b) Hämorrhagische Ergüsse sind an serösen Häuten und Gelenken anzutreffen.
c) Im Verlauf der Erkrankungen setzen Haut- und Schleimhautblutungen sowie Hämaturien unter Ausbildung einer progredienten Anämie ein.
d) Rudimentäre Skorbutfälle zeigen zumeist schwere Paradentosen-Blutungen.
e) Blutungen in die Gelenke und Muskeln sind beim Skorbut so gut wie ausgeschlossen.

604 Die sog. "Fischbeinwirbelbildung" ist ein Kennzeichen

a) des M. Paget
b) des M. Sudeck
c) der Osteoporose
d) der Osteomalazie

605 Eliminieren Sie die falsche der folgenden Behauptungen über die Osteomalazie!

a) Prototyp der resorptiven Osteomalazie ist die D-Avitaminose.
b) Prototyp der exkretorischen Osteomalazie ist die "renale" Knochenerweichung.
c) Ist die glomeruläre Nierenfunktion vermindert, so fällt auch der anorganische Phosphor im Blut ab.
d) Auch bei der Neurofibromatose-Recklinghausen wird gelegentlich Osteomalazie beobachtet.
e) Ungenügende Vitamin-D-Resorption aus dem Darm erfolgt auch bei einer chronischen Pankreasinsuffizienz.

606 Bei welchen der folgenden Erkrankungen ist die alkalische Serumphosphatase erhöht?

a) Prostatakarzinom vor der Metastasierung
b) Verschlußikterus
c) Osteoporose
d) Vitamin-D-Mangel
e) hämolytischer Ikterus
f) Plasmocytom
g) Hyperparathyreoidismus
h) M. Paget
i) Fanconi-Syndrom
j) Tubuläre Acidose

607 Der Unterschied zwischen der Osteoporose und der Osteomalazie liegt darin, daß bei der Osteoporose:
a) der Defekt im Verkalkungsprozeß selbst liegt.
b) der Defekt in der mangelhaften Bildung der organischen Grundsubstanz liegt, wohingegen der Verkalkungsprozeß nicht gestört ist.
c) Die Osteoklasten eine generelle Lyse der Knochen bewirken.

H. KRANKHEITEN DER VERDAUUNGSORGANE

Ösophagus:

608 Ein 65-jähriger Patient leidet an Dysphagie mit Schluckstörungen, Druckgefühl in der Brust sofort nach Nahrungsaufnahme; Erbrechen unverdauter Speisen. Es besteht Nikotin- und Alkoholabusus.
Verdachtsdiagnose?

609 Eliminieren Sie die f a l s c h e der folgenden Behauptungen!
a) Die Heilungsergebnisse der Radikaloperation bei Tumorleiden im mittleren und oberen Ösophagus sind gut.
b) Der Anteil der Ösophagus-Karzinome beträgt 8-10% aller Karzinome.
c) Der Zahn-Kardia-Abstand beträgt 40-45 cm.

610 Was verstehen Sie unter Regurgitieren?

611 Wohin werden Beschwerden der oberen und mittleren Speiseröhre bevorzugt lokalisiert?

612 Mit welchen diagnostischen Hilfsmitteln versuchen Sie den Verdacht auf ein Ösophagus-Karzinom zu klären?

613 Ordnen Sie die entsprechenden Begriffe:
1. Barrett-Syndrom
2. Direkte Hiatushernie
3. Indirekte Hiatushernie

a) Magenschleimhautinseln im Ösophagus
b) Supradiaphragmatische Verlagerung der Kardia
c) Infradiaphragmatischer Sitz der Kardia und Durchtritt der Magenwand durch einen dorsolateral gelegenen Bruchring.

614 Wodurch werden die drei Ösophagusengen verursacht?

615 Nennen Sie die am häufigsten vorkommende angeborene Mißbildung des Ösophagus!

616 Wie beurteilen Sie die Prognose des Ösophagus-Karzinoms?

617 Welche Differenzierung erfordert der Befund von spastischen Ösophagusstenosen?

618 Welche Wirkung würde das Durchschneiden des Nervus vagus auf den Ösophagus ausüben?

619 Ordnen Sie die Ösophagusdivertikel zu den entsprechenden Merkmalen!

1. Pulsionsdivertikel (Zenkersches Divertikel)
2. Traktionsdivertikel

a) Anlagebedingte Schwäche des M. crico-pharyngicus
b) Bevorzugter Sitz ist Höhe der Bifurcation; Ursache sind zumeist tuberkulöse Bronchiallymphknoten

620 Wie entstehen die meisten Traktionsdivertikel?

621 Welches röntgenologische Bild (mit Kontrastmittel) des Ösophagus zeigt sich bei der Sklerodermie?

622 Befund: Atrophie der Schleimhaut des Ösophagus sowie der Schleimhaut von Mund, Zunge und Rachen, verbunden mit Mundwinkelrhagaden, Nagelveränderungen und sideropenischer Anämie.
Diagnose?

623 Ein Patient, der Salzsäure getrunken hat, wird 2 Stunden danach in die Klinik gebracht. Es wurde eine Magenspülung durchgeführt. Beurteilen Sie diese Maßnahme!

624 Einer Laugenverätzung begegnen Sie durch Gabe von:

a) 1 n HCl
b) Aqua dest.
c) Essigwasser
d) Zitrone

625 Welche Soforttherapie empfiehlt sich bei Verdacht auf Ösophagusverätzungen, wenn die Ätzflüssigkeit nicht bekannt ist?

626 Wie kommen Ösophagusvarizen zustande?

627 Welche ist die Methode der Wahl zur Stillung der Ösophagusvarizenblutungen?

628 Geben Sie Ursachen für eine Blutung aus dem oberen Magen-Darm-Trakt an!

629 Eliminieren Sie die f a l s c h e der folgenden Aussagen über Refluxösophagitis!
a) An ihr leidet jeder dritte Patient mit einer Zwerchfellhernie.
b) Protrahierter, okkulter Blutverlust ist so gut wie ausgeschlossen.
c) Makroskopisch wahrnehmbarer Blutverlust durch Erbrechen oder Abgang mit dem Stuhl sind selten.

Magen:

630 Nennen Sie die wichtigsten Röntgensymptome, die einen Anhaltspunkt für einen Magenkrebs ergeben können!

631 Entscheiden Sie, welche der angegebenen Therapievorschläge bei der akuten Magenatonie streng kontraindiziert sind!

a) Operation
b) Hohe Dosen von Physostigmin, Strychnin und Cholin
c) Morphin
d) Kochsalzinfusionen

632 Welche Faktoren prädestinieren zum Magenkarzinom?

633 Die Therapie der Wahl bei perforiertem peptischem Geschwür ist:

a) Gabe von Antazida
b) Nahrungskarenz
c) Fortgesetzte Magenabsaugung
d) Kombination der oben genannten 3 Punkte
e) Operation

634 Eine Hämatemesis mit schwarzrotem Blut. Führen Sie die in Frage kommenden Blutungen in der Reihenfolge ihrer Häufigkeit auf!

635 Was würden Sie zur Therapie des Dumping-Frühsyndroms raten?

636 Welchen Untersuchungen zur Unterscheidung zwischen Ulkus und Karzinom des Magens messen Sie große Bedeutung zu?
a) Palpationsbefund
b) Röntgenbefund

c) Säuregehalt
d) Nachweis von Blut im Stuhl
e) Erhöhte BKS

f) Gastroskopie
g) Saugbiopsie

637 Nennen Sie mögliche Komplikationen nach einer 2/3 Resektion des Magens!

1. Cholelithiasis
2. Ulcus pepticum jejuni
3. Stumpf-Gastritis
4. Dumping-Syndrom
5. Anastomosenulkus
6. Anastomoseninsuffizienz
7. Stumpfinsuffizienz

638 Welche Nahrungsmittel sind beim Dumping-Syndrom kontraindiziert?

a) Hyperämisierende Nahrungsmittel
b) Eisgekühlte Getränke
c) Sehr heiße Getränke
d) Eiweißreiche Nahrung
e) Kohlenhydratreiche Nahrung

639 Es wurde eine Teilresektion des Magens durchgeführt. Welche Folgen halten Sie für unwahrscheinlich?

a) Hypoproteinämie
b) Störungen im Wasserhaushalt mit Diarrhöen
c) Eiweißmangel
d) Sideropenie mit hypochromer Anämie
e) Vitamin-K-Mangel

640 Ein 53-jähriger Patient klagt über Appetitlosigkeit, Widerwillen gegen Fleisch, Gewichtsverlust und unbestimmtes Krankheitsgefühl im Abdominalbereich.
Woran sollten Sie denken?

641 Wieviel Prozent der Duodenalgeschwüre entarten krebsartig?

642 Wieviel Prozent der Ulcera im Magen und Duodenum verlaufen "stumm"?

643 Bei wieviel Prozent der Ulkuspatienten tritt eine Ulkusblutung auf?

644 Bei wieviel Prozent aller Blutungen im Magen-Darm-Trakt liegt ein Ulkus zugrunde?

645 Welche 3 Haupttypen des Magenkarzinoms können Sie unterscheiden?

646 Wählen Sie die richtigen der folgenden Behauptungen über das Magenkarzinom!
a) Es konkurriert in seiner Häufigkeit mit dem Bronchial-Karzinom.
b) Männer und Frauen werden gleich oft befallen.
c) Es ist zumeist an der kleinen Kurvatur des Magens lokalisiert.
d) Bei einer Dysproteinämie, beschleunigter BSG und Anämie mit fortgeschrittenem Gewichtsverlust ist meistens ein inoperabler Zustand erreicht.
e) Es bleibt relativ lange klinisch "stumm".
f) Mehr als 3/4 aller Fälle haben bei Entdeckung des Karzinoms bereits Metastasen, die operativ nicht mehr entfernt werden können.
g) In 20% der operablen Fälle ist eine 5-Jahres-Heilung zu erreichen.

647 Was bedeutet die Bezeichnung "peptisches Ulkus"?

648 In welcher Höhe liegt der kaudale Pol des Magens beim stehenden Menschen?
a) Nabelhöhe
b) Processus ensiformis
c) Crista iliaca

649 Ihr Patient klagt u. a., daß regelmäßig um 11 Uhr morgens sowie um 5 Uhr abends Schmerzen im Oberbauch auftreten. Welcher Verdacht drängt sich auf?

650 Eliminieren Sie die f a l s c h e der folgenden Aussagen!
1. Beim Ulkus ist der streng lokalisierte Schmerz sehr charakteristisch
2. Bei penetrierendem Ulkus, besonders bei Penetration in das Pankreas ist ein durchdringender und andauernder Rückenschmerz häufig.
3. Der Ulkusschmerz beginnt ganz plötzlich.

651 Der Patient charakterisiert den Schmerz im Oberbauch als "brennend". Worauf weist diese Beschreibung hin?

652 Ordnen Sie die folgenden Begriffe sinngemäß zusammen!

1. Frühschmerz
2. Nüchternschmerz

a) Magenulkus
b) Ulcus duodeni

623 Nennen Sie die 2 richten Aussagen!
a) Eine Pylorusstenose wird zuerst durch Hyperperistaltik und Muskelhypertrophie kompensiert.
b) Es tritt sofort eine atonische Erschlaffung ein.
c) Es tritt ödematose Schleimhautschwellung infolge stagnierenden Mageninhaltes auf.

654 Welcher Befund ist für eine Ulkusperforation beweisend?

655 Worauf zielt die Therapie bei einer Magenblutung in erster Linie ab?

656 Ein Patient leidet unter Völlegefühl. Er erbricht große Flüssigkeitsmengen und die vor Tagen genossenen, nur oberflächlich angedauten Speisen. Starke Exsikkose.
Diagnose?

657 Ordnen Sie die zusammengehörenden Begriffe!

1. Intrinsic-Faktor
2. Hauptzellen der Fundusdrüsen
3. Hemmer der Magensaftsekretion
4. Stimulator der Magensaftsekretion

a) Pepsin, Kathepsin und Lab
b) Resorption von Vitamin B_{12}
c) Äthylalkohol
d) Enterogastrin

658 Erklären Sie die Entstehung einer Ulkusblutung!

659 Handelt es sich bei der Ulkusblutung um eine
a) schwer stillbare arterielle Blutung?
b) schwer stillbare venöse Blutung?

660 Eliminieren Sie die f a l s c h e Aussagen bei der folgenden Stadieneinteilung der chronischen Gastritis!

a) Oberflächengastritis
b) Oberflächengastritis mit partieller Atrophie
c) chronische atrophische Gastritis
d) hypertrophische Gastritis

661 Bei welcher Komplikation eines Ulkusleidens sehen Sie sich gezwungen, die sofortige Laparatomie zu veranlassen:

a) Akute Blutung
b) Pylorusstenose
c) Gedeckte Perforation
d) Freie Perforation

662 Die Diagnose einer akuten Gastritis kann zumeist auf Grund folgenden Befundes gestellt werden (eine Aussage!):

a) Druckgefühl im Epigastrium
b) Anazidität
c) Anamnestischer Hinweis auf eine Noxe

663 Zur Diagnose "Gastritis" führt:

a) Röntgenbefund
b) Untersuchung des Magensaftes
c) Saugbiopsie
d) Reizmahlzeit

664 Welche Medikamente können das Bild einer Gastritis erzeugen?

665 Welche typische Symptomatologie erwarten Sie bei einer Gastritis?

666 Bei der Ulkusdiättherapie ist abzuraten von:

a) Weißwein
b) Milchprodukten
c) Rotwein
d) Kotelette

667 Welche Maßnahmen sind bei der Behandlung einer Magenblutung kontraindiziert?

a) Plasmaexpander
b) Kreislaufmittel
c) Corticosteroide
d) Bluttransfusion

668 Woran denken Sie, wenn bei einem Patienten mit therapieresistenten Magenulcera nach Betazolstimulation kaum eine Magensaftsekretion mehr auftritt?

a) Magentuberkulose
b) Magenlues
c) Zollinger-Ellison-Syndrom
d) Magenkarzinom

669 Wann spricht man von Achylie?

670 Finden Sie die 2 richtigen Aussagen!
a) Der nüchterne Magen besitzt ein schwach basisch reagierendes Sekret.
b) Wenn die Markierung 45 cm der Duodenalsonde die Zahnreihe erreicht hat, liegt der Sondenkopf am Mageneingang.
c) Normalerweise steigen Gesamtazidität und freie Säure parallel an und erreichen nach etwa 40-60 Min. mit einem Grad von 30-70 für die Gesamtazidität und 20-50 für die freie Salzsäure ihr Maximum.
d) Bei der Behandlung des Säure- und Fermentmangels sind Rohkost und ungeschältes Obst zu verordnen.

671 Welche Sekretionsphasen sind bei der fraktionierten Magenaushebung zu unterscheiden?

672 Als Hinweis auf einen krankhaften Zustand ist zu werten, wenn:
1. Die Entleerungszeit verkürzt ist.
2. Die Entleerungszeit verlängert ist.
3. Die Entleerungszeit zwischen 30-80 Min. beträgt.
4. 1. oder 2. zutreffen
5. 1., 2., 3. zutreffen

673 Nach Absaugen des Nüchternsekrets wird ein Koffeinprobetrunk mit Säureindikator gegeben. Das Umschlagen des Indikators in dem Ausgeheberten zeigt an:
1. Hyperchlorhydrie
2. Verzögerte Entleerungszeit
3. Normale Entleerungszeit

674 Eliminieren Sie die f a l s c h e der folgenden Behauptungen:
Der Säuremangel im Magen führt zu:
a) Verdauungsstörungen mit Neigung zur Diarrhoe
b) Aszension der Dickdarmkeime
c) Dystoper Besiedlung des oberen Dünndarms, der Gallenwege und des Magens.
d) Inaktivierung der Carboanhydrase
e) HCl-Konzentration unter 40 mval/l

675 Die Parietalzellen des Magens geben ab:
a) Bicarbonat
b) Chlorionen und Wasser
c) Chlorionen und Kohlendioxid
d) H-Ionen und Chlorionen

676 Die Magensalzsäure hat die folgenden Funktionen:

1. Bakterizide Wirkung
2. Umwandlung von Pepsinogen zu Pepsin
3. Erzeugung eines für die Aktivität der Enzyme nötigen Milieus
4. 2 + 3
5. 1 + 2 + 3

677 Welche pathologisch-anatomischen Befunde liefert die akute Gastritis?

678 Ein 20-jähriger Patient hat bei Nahrungsaufnahme verstärkte Beschwerden, diffusen Druck in der Magengegend, nach Erbrechen Linderung und ist nach einigen Stunden wieder schmerzfrei. Verdachtsdiagnose?

679 Mit welchen Folgen rechnen Sie bei der Gabe von Natriumbicarbonat als Antacidum?

1. Reflektorische HCl-Sekretionssteigerung
2. Entstehung von gasförmigem Kohlendioid
3. Inaktivierung von Pepsin
4. Verminderte Phosphatresorption aus dem Darm

680 Die erfolgreichste Behandlung eines Magenkarzinoms ist zur Zeit:

a) Röntgen-Tiefenbestrahlung
b) Chemotherapie
c) Operation

681 Unter "Water brash", einem seltenen Symptom bei peptischen Geschwüren versteht man:

1. Wäßrigen Durchfall
2. Stetes Erbrechen nach Mahlzeiten
3. Überstarke Speichelabsonderung und saure Regurgitation
4. Koterbrechen
5. Trockenheit im Mund mit Durstgefühlen

Darm:

682 Stellen Sie die entsprechenden Begriffspaare zusammen!
1. Steatorrhoe durch schlechte Pankreassekretion
2. Zöliakie
3. Gärungsdyspepsie
4. Fäulnisdyspepsie

a) Stuhlprobe zeigt Spätgärung um Strassburgerschen Gärungsröhrchen
b) Subtotale Pankreatektomie
c) Gee-Herter-Heubnersche Krankheit
d) Positive Stärkereaktion des Stuhles

683 Welche der angegebenen Diarrhoen können auf einer endokrinen Störung beruhen?
1. Hypokalzämische Steatorrhoen
2. Serotonindiarrhoen
3. Proximales und distales Malabsorptionssyndrom bei Dünndarmresektion

684 Befund: Im Anschluß an einen akuten Infekt Schlaflosigkeit, Depressionen, Kopfschmerzen. Plötzliches Erbrechen 1 - 2 Stunden nach Genuß von glutenhaltigem Brot, gepaart mit schweren Durchfällen und Kreislaufschock.
Diagnose?

685 Was schließen Sie aus den Symptomen: voluminöse Fettstühle, Hautpigmentierungen und fieberhafte Arthritis, die lange Zeit vor der Steatorrhoe besteht?

686 Welches der aufgeführten Enzyme ist für die Aktivierung des Pankreastrypsins verantwortlich?

a) Pankreassekretin
b) Pankreozym
c) Enterokinase
d) Enterogastrin
e) Cholezystokinin

687 Für welche der angegebenen Stoffe kennen Sie einen Resorptionsmechanismus, der nur über ein aktives Transportsystem verläuft?

a) Aminosäuren
b) Arzneimittel
c) Fette
d) Vitamin B_{12}

688 Nennen Sie diejenige Angabe, die k e i n e Funktion des Dickdarms darstellt!

a) Ausscheidung von Metallen und Metallverbindungen
b) Aufnahme von Vitaminen
c) Elektrolytausscheidung
d) Schleimsekretion

689 Unter einer chronischen Dyspepsie ist zu verstehen:

a) eine chronische Durchfallkrankheit infolge Veränderung des biologischen Milieus mit Darmschleimhautveränderungen
b) Chronische Durchfallkrankheit infolge Veränderung des biologischen Milieus ohne Darmschleimhautveränderungen
c) Der durch Wegfall des Intrinsic-Faktors bewirkte Malabsorptionszustand.

690 Welche der folgenden Symptome sprechen für eine vom Dünndarm ausgelöste Diarrhoe?

a) Der Durchfall ist schmerzhaft
b) Stuhlgang verschwindet nach Defäkation
c) Stuhlgang verschwindet nicht nach Defäkation
d) Schleim, Blut und Eiter im Stuhl
e) Reichlicher, wäßriger, gäriger Stuhl

691 Welche Nahrungsmittel sind bei chronischen Gärungsstühlen kontraindiziert?

a) Apfelkur
b) Fettarmes Fleisch, Fisch
c) Zucker
d) Vollkornbrot

692 Bei einer chronischen Enteritis liegen zugleich Gärungs- und Fäulnisdyspepsie vor. Welche Dyspepsie würden Sie zuerst behandeln?

693 Wieso kann Rotwein stopfend wirken?

694 Eliminieren Sie die f a l s c h e der folgenden Angaben, die Folgen von Verdauungs- und Resorptionsstörungen sein können.

a) Hypoproteinämie
b) Anämie
c) Kalzium-Stoffwechselstörungen
d) Avitaminosen
e) Hypoparathyreoidismus

695 Benennen Sie die Spätsymptome des Karzinoidsyndroms!

a) Hochgradig toxisches Blutbild
b) Erhöhter Fettgehalt des Stuhles
c) Teleangiektasien
d) Endikardfibrose

696 Welches differentialdiagnostische Kriterium zur Unterscheidung von Sprue und chronischen Pankreasaffektionen kennen Sie?

697 Als diagnostischer Beweis eines Ileus gilt:

a) Leukozyten, Fieber
b) Röntgenologisch Spiegelbildung
c) Mikrohämaturie
d) Gallenfarbstoffe im Urin vermehrt
e) Ausstrahlung von Schmerzen in die rechte Schulter
f) Bauchdeckenspannung

698 Bei der Colitis mucosa handelt es sich um

a) gesteigerte Irritabilität des Colons
b) ulzerös-destruierende Prozesse
c) universelle Dünndarm-Resorptionsstörung

699 Sie müssen einen Patienten mit akutem Schmerz im Abdomen behandeln. Welche Maßnahmen sind kontraindiziert, ehe die Diagnose gestellt ist?

a) Gabe von Opiaten
b) Perorale Medikation
c) Gabe von Abführmitteln
d) Leichtere Analgetika
e) Gabe von Antibiotika

700 Der Loslaßschmerz bei der Palpation eines akuten Abdomens deutet auf:

a) Paralytischen Ileus
b) Appendizitis
c) Akuter mechanischer Ileus
d) Cholezystitis

701 Eliminieren Sie die f a l s c h e der folgenden Aussagen!

1. Das Dickdarmkarzinom tritt bei Kolitisträgern 30-mal häufiger auf als bei der Durchschnittsbevölkerung.
2. Die Colitis ulzerosa erreicht bei einer Krankheitsdauer von

25 Jahren eine Letalitätsquote von etwa 40%.
3. Bei der ausgeprägten Colitis ulzerosa kommen bis zu 10 Stuhlentleerungen am Tage vor.

702 Die Abdomenübersichtsaufnahme nach Kontrastfüllung des Kolons zeigt das Fehlen der Haustrierung sowie enggestelltes Dickdarmlumen. Was vermuten Sie?

703 Was verstehen Sie unter einer Dickdarmschonkost?

704 Bei der Auskultation des Abdomens stellen Sie "Grabesstille" fest. Worauf schließen Sie?

705 Ein 65-jähriger Patient klagt über Wechsel von Obstipation und Durchfällen, Blutbeimengungen im Stuhl. Welchen Verdacht haben Sie?

706 Welche diagnostischen Maßnahmen stehen zur Sicherung eines Dickdarmkarzinoms zur Verfügung?

707 Ordnen Sie Darmabschnitte und die Häufigkeit der dort auftretenden Krebse!

1. Enddarm   a) 5%
2. Sigmoid   b) 50%
3. Kolon   c) 25%
4. Dünndarm   d) 20%

708 Wieviel Rektumkarzinome liegen in digitaler Reichweite und können bei der rektalen Exploration erfaßt werden?

a) 20%   c) 70%
b) 50%   d) 90%

709 Häufige Spätfolge einer Peritonealtuberkulose ist:

a) der Strangulationsileus   c) eine Appendizitis
b) die Facies hippocratica   d) eine diffuse akute Peritonitis

710 Sie vermuten, daß der festgestellten Proktitis das Lymphogranuloma inguinale zugrunde liegt. Welche Probe muß positiv ausfallen, damit Ihr Verdacht bestätigt ist?

711 Worauf weist ein Aszites mit peripheren Ödemen hin?

712 Welche Eigenschaften treffen für ein Transsudat zu:

a) Eiweißgehalt bis 2,5g%
b) Positive Rivalta-Probe
c) Negative Rivalta-Probe
d) Zellreich
e) Zellarm
f) Spez. Gewicht unter 1015

713 Worauf schließen Sie, wenn eine Aszitesflüssigkeit aus einem hämorrhagischen Exsudat besteht?

a) Pfortaderstauung
b) Karzinose
c) Kollagenkrankheit
d) Tuberkulose

714 Ordnen Sie folgenden Thromboseformen die entsprechenden Angaben sinngemäß zu!

1. Radikuläre Form
2. Lienale Form
3. Trunkuläre Form

a) Zu beseitigen durch Milzexstirpation
b) Als Folge von Gefäßwandschäden
c) Führt unter den Zeichen eines akuten Abdomens im Kreislaufkollaps zum Tode

715 Was verstehen Sie unter einem perityphlitischen Abszeß?

716 Zu welcher Ileusform führt die Darminvagination?

a) Obturationsileus
b) Strangulationsileus
c) Spastischer Ileus

717 Nennen Sie diejenigen Laxantien, die zu den osmotisch wirkenden Abführmitteln zu zählen sind!

a) Tannin
b) Sorbit
c) Magnesiumsulfat
d) Rizinusöl
e) Paraffinöl

718 Eliminieren Sie die f a l s c h e der folgenden Aussagen über die Hirschsprungsche Krankheit (Megacolon congenitum)!

a) angeborene Erweiterung des Dickdarms
b) ein aganglionärer Darmabschnitt distal der Erweiterung
c) muskuläre Hypertrophie
d) Darmentleerung nur durch Druck der Kotsäule ca. einmal wöchentlich
e) Teilsymptom eines asthenischen Habitus

719 Ordnen Sie den beiden Krankheiten die entsprechenden Aussagen zu!

1. Darmkarzinom
2. Dünndarmkarzinoid

a) Erhöhter Serotoninwert
b) Erhöhter Laktatdehydrogenasewert
c) Flush
d) Feyrter-Zellen
e) Anämie
f) Ileus

720 Wie lassen sich pathologisch-anatomisch die angeborenen Darm-Divertikel von den erworbenen unterscheiden?

721 Benennen Sie die richtigen Aussagen über das Meckelsche Divertikel:

a) Es ist ein erworbenes Divertikel.
b) Es ist ein Rest des Ductus omphalomesentericus
c) Ein Residuum des Ductus omphaloentericus
d) In 25% der Fälle enthalten die Meckelschen Divertikel heterotope Magenschleimhaut

722 Welche pathophysiologischen Möglichkeiten, die zu einer Obstipation führen können, sind prinzipiell denkbar?

a) Versacken der Fäzes in erweiterten oder verlängerten Darmabschnitten
b) Störung des Defäkationsaktes
c) Mechanisches Hindernis im Darm
d) Lähmung der Peristaltik

723 Welche Prinzipien liegen der Obstipationsbehandlung nach vorheriger Ausschaltung eines Karzinomverdachts zugrunde?

724 Der Patient wird mit unklarem Fieberzustand und Enteritis-Symptomatik eingeliefert. Mit Beginn der 2. Krankheitswoche wird ein Agglutinationstest nach Widal durchgeführt, nachdem aufgrund eines Typhusverdachts bereits frühzeitig mit der Chloramphenicoltherapie begonnen worden war. Es zeigte sich eine verzögert ansteigende Widalsche Reaktion.
Wie würden Sie diesen Befund bewerten?

1. Als Beweis einer akuten Enteritis
2. Als Bestätigung einer Staphylokokkenenteritis

3. Als Beweis gegen eine Typhusinfektion
4. Der Verdacht auf Typhusinfektion wurde nicht entkräftet

725 Ein Patient berichtet, daß sich wiederholt anfallsartig unter heftigem Hitzegefühl und Brennen eine fleckige Rötung über Gesicht und Oberkörper ausgebreitet habe, und er ferner von Diarrhoen, Darmspasmen und asthmatischer Beklemmung gepeinigt werde. Besonders deutlich sei die Rötung nach Alkoholgenuß aufgetreten. Woran müssen Sie denken?

Leber:

726 Versuchen Sie das Krankheitsbild der Leberzirrhose in drei Stadien einzuteilen und die Einteilungskriterien anzugeben!

727 Welchen Palpationsbefund erwarten Sie bei einer dekompensierten Leberzirrhose?

728 Worauf führen Sie die biliäre Zirrhose zurück?

729 Folgende Plasma- und Serumeiweißreaktionen sind zu deuten: Hypergammaglobulinämie mit breitbasiger Gamma-Zacke im Elektrophoresediagramm, Weltmann Koagulationsband verbreitert, BKS beschleunigt, deutlich Bence-Jones Uroprotein. Diagnose?

730 Ein 56-jähriger Patient erkrankt an einem zunehmenden Ikterus. Er hat weder Fieber noch Koliken. Eine Milzvergrößerung wird nicht festgestellt. BKS 55/100. Der Stuhl wird acholisch. Es handelt sich um:

a) chronische Hepatitis
b) Gelbe Leberdystrophie
c) Pankreaskopftumor
d) Gallengangstein

731 Für welche Zirrhoseform sprechen folgende differentialdiagnostische Merkmale: Männer werden doppelt so oft befallen wie Frauen, Leber ist meist stark vergrößert, Milz selten vergrößert, Ösophagusvarizen in 20% der Fälle, häufig periphere Neuritis und febrile Temperaturen, die Serumlabilitätsproben fallen negativ bis schwach positiv aus, häufig Adipositas.

a) Posthepatitische Zirrhose
b) Alkoholzirrhose
c) Speicherungszirrhose (z.B. bei Hämochromatose)
d) Cirrhose cardiaque

732 Welchem Befund messen Sie für die Diagnose einer chronischen Hepatitis entscheidende Bedeutung zu?

a) Vergrößerte Leber
b) Kolikartige Oberbauchbeschwerden
c) Ikterus
d) Gamma-Globulinerhöhung
e) Erhöhte Transaminasewerte
f) Leberpunktionsbefund

733 Welche subjektiven Beschwerden weisen auf eine chronische Lebererkrankung hin?

734 Nennen Sie ein Krankheitsbild, bei dem die Zirrhose lediglich eine Teilerscheinung ist und außerdem ein Diabetes sowie eisenhaltiges Pigment in der Haut festgestellt werden!

735 Wie beurteilen Sie die Regenerationsfähigkeit der Leber?

a) Mäßig
b) Keine Regenerationsfähigkeit
c) Sehr gut

736 Ordnen Sie die auf die Zirrhosetherapie bezogenen Begriffspaare!

1. Ascitesbehandlung
2. Ösophagusvarizen
3. Leberkoma

a) Portokavaler Shunt
b) Aldosteron-Antagonisteninfusionen, Saluretica
c) Lävulose und Rocmaline

738 Nennen Sie ein häufiges Krankheitsbild einer isolierten Funktionsstörung der Leber!

739 Wodurch können Sie bei einer Stauungsinduration der Leber eine Besserung erreichen?

a) Verbesserung der Herzfunktion
b) Dauertropfinfusionen nach KALK
c) Zahlreiche Aderlässe

740 Um welchen Defekt handelt es sich beim Ikterus juvenilis intermittens (Meulengracht)?

741 Woran denken Sie, wenn sich Schmerzen und Fieber erst nach Manifestierung des Ikterus einstellen?

742 Welche der folgenden Symptome und Befunde fallen beim Verschlußikterus n e g a t i v aus?

    a) Juckreiz   c) Kephalinreaktion
    b) Milzvergrößerung   d) Verdinikterus

743 Ordnen Sie die sich entsprechenden Begriffe zueinander!

    1. Papilla-Vateri-Karzinom
    2. Ductus-choledochus-Verschluß durch Askariden
    3. Leberechinokokkus

    a) Antigen-Hauttest zur Diagnose
    b) Große Gallenblase, Cholangitis, Melaena
    c) Wurmeier im Stuhl

744 Woher stammt die von der Leber über das Gallensystem ausgeschiedene (extrahepatische) alkalische Phosphatase?

    a) Aus der Darmschleimhaut
    b) Von den Osteoblasten
    c) Aus dem Endocard
    d) Aus den Milzsinus

745 Was vermuten Sie bei einer großen derben Leber ohne Ikterus oder Pfortaderstauung, wenn die Bennholdsche Kongorotprobe positiv ausfällt?

    a) Weilsche Krankheit
    b) Echinokokkusbefall der Leber
    c) Hepatitis epidemica
    d) Amyloidleber bei Amyloidose

746 Worauf beruht die Bennholdsche Rotprobe?

747 Welche Ursachen werden für die Amyloidbildung im Körper diskutiert?

748 Was verstehen Sie unter indirektem Bilirubin?

    a) Mit Diazoreagens nachweisbares an Glukuronsäure gekoppeltes Bilirubin
    b) Mit Diazoreagens und Alkohol nachweisbares, nicht an Glukuronsäure gekoppeltes Bilirubin

749 Deuten Sie die folgenden differentialdiagnostischen Angaben: Eisen verstärkt im Leberparenchym abgelagert, die Haut atrophisch, schiefergrau, glänzend; keine Anämie; häufige Herzbeteiligung; zu 90% Männer befallen; Serumeisen erhöht. Handelt es sich um eine

a) Hämochromatose oder
b) eine Hämosiderose?

750 Bei welcher seltenen, rezessiv vererbten Erkrankung treten folgende Symptome auf: Leberzirrhose vom postnekrotischen Typ, Kayser-Fleischer-Cornealring, progressive Degeneration der Basalganglien des Gehirns?

751 Aus welchen der folgenden Erkrankungen kann eine chronische Hepatitis entstehen?

a) Nicht ausgeheilte akute Virushepatitis
b) Unterschwellig verlaufende Hepatitis
c) Alkoholische, diabetische oder toxische Fettleber
d) Chronisch rezidivierende Cholangitiden
e) M. Bang, M. Boeck, Tbc
f) a-e

752 Welche Leberschädigung verursacht die Vergiftung mit Phosphor, Arsen oder Pilzen (Knollenblätterpilz)?

753 Nennen Sie die wichtigsten Ursachen, die zu einer Leberzirrhose führen!

754 Worauf weisen Leucin- oder Tyrosinkristalle im Urin hin?

755 Ist gegen die Verwendung eines ausgeheilten Hepatitiskranken als Blutspender etwas einzuwenden?

756 Läßt sich eine chronische Hepatitis von vorneherein ausschließen, wenn ein Patient über "Magenschmerzen" und gastritisähnliche Beschwerden klagt?

757 Wann kommt es histologisch zum Übergang einer chronischen Hepatitis in eine Zirrhose?

758 Eine Hepatitis epidemica ist von einer Serumhepatitis zu unterscheiden durch:

a) Die Inkubationszeit
b) Durch Virennachweis
c) Durch Biopsie

759 Befunde: Nach akutem Krankheitsbeginn mit Schüttelfrost und hohem Fieber Ikterus, Wadenschmerzen. 8 Tage nach dem Initialfieber Zweitgipfel, Milztumor. Verdachtsdiagnose?

760 Welche Norm für die Bettruhe bei einer akuten Hepatitis würden Sie angeben?

a) Solange Ikterus besteht
b) Solange die Leber palpabel ist
c) Solange die Transaminasenwerte erhöht sind
d) Solange subjektive Beschwerden bestehen

761 Welche Diätform ist zur Therapie der akuten, floriden Hepatitis erforderlich?

a) Kohlenhydratarme, fettreiche und eiweißreiche Kost
b) Kohlenhydrate nach Belieben, eiweißreich und fettarm
c) Kohlenhydratreiche, eiweißarme und fettlose Kost

762 Wählen Sie die Dosierung für die Corticosteroidbehandlung bei einer schweren akuten Hepatitis!

a) Langsames Einschleichen mit Prednison und bis 30 mg/die steigern
b) Langzeittherapie mit 30 mg Prednison/die
c) Mit Prednison-Stoß 30-50 mg/die beginnen und langsam ausschleichen

763 Trifft die Behauptung zu, daß die chronische Hepatitis primär sowohl aus einer Hepatose als auch einer Hepatitis entstehen kann?

764 Portaler Hochdruck nach einer nichtausgeheilten Hepatitis ist Hinweis auf:

a) Herzinsuffizienz
b) Leberzirrhose
c) Pankreaskopftumor

765 Ordnen Sie die entsprechenden Begriffe zueinander!

1. Verschlußikterus
2. Parenchymzellnekrosen
3. Konjugiertes Bilirubin
4. Caput medusae, Ösophagusvarizen
5. Hämolytischer Ikterus

a) Steigerung der Transaminasenwerte
b) Brauner Urin mit gelbem Schüttelschaum
c) Erhöhung der alkalischen Phosphatase
d) Pfortaderstauung
e) Heller Urin, dunkler Stuhl

766 Welcher diagnostischen Maßnahmen bedienen Sie sich zur Sicherung eines Zirrhose-Verdachts?

767 Welcher der folgenden Befunde spricht für eine Leberparenchyminsuffizienz?

a) Absolute Globulinvermehrung, positive Serumlabilitätstests
b) Verminderung von Albumin mit relativem Anstieg der Gammaglobuline (Serumlabilitätstests), Verminderung von Prothrombin und verestertem Cholesterin
c) Transaminasenanstieg, Hyperferriämie

768 Wieso kommt es im Verlauf einer akuten Hepatitis manchmal zu einer Vermehrung der alkalischen Phosphataseaktivität im Serum?

769 Befunde: Ikterus mit fast ausschließlich indirektem Bilirubin, fehlende Bilirubinurie, vermehrt Sterkobilinogen bzw. Sterkobilin im Stuhl und Harn.
Diagnose?

770 Wodurch wird ein Leberausfallkoma am häufigsten ausgelöst und wie äußert es sich?

771 Welche sind die ursächlichen Faktoren, die im Verlauf einer Lebererkrankung zum Ascites führen?

a) Hypalbuminämie
b) Pfortaderhochdruck
c) Sek. Hyperaldosteronismus
d) a-c

772 Welchen Entnahmeort können Sie zum bioptischen Nachweis einer Hämochromatose wählen?

1. Leber
2. Haut oder Magen-Darm-Schleimhaut
3. Knochenmark
4. 1, 2, 3

773 Bei welcher der folgenden Lipoidspeicherkrankheiten wird Sphingomyelin in der Leber gespeichert?

a) Niemann-Pick
b) M. Gaucher
c) Hand-Schüller-Christiansche Krankheit

774 Wie wird eine Siderophilie behandelt?

a) Aderlässe   c) Vitamin K
b) Desferrioxamin   d) Corticosteroide

775 Bei Alkoholmißbrauch ist als erstes Zeichen einer Leberschädigung zu erwarten:

a) Koma hepaticum   c) Fettleber
b) Brauner Urin   d) Hyperbilirubinämie

776 Der Transaminasen-Befund im Serum ergibt 300 IE. Ist damit eine akute Hepatitis gesichert?

777 Was besagt eine Internationale Einheit (1 U, IU, IE) der Enzym-Aktivitäten?

778 Was schließen Sie aus einem erniedrigten Prothrombinspiegel?

779 Der Quotient GOT/GPT (De Ritis-Quotient) liegt im Normalserum bei 1,3, bei einer akuten Hepatitis in den ersten beiden Wochen des Ikterus bei 0,65 und fällt im weiteren Verlauf bis auf 0,4. Übersteigt die GOT-Aktivität die GPT-Aktivität bei hochbleibenden Aktivitäten beider Transaminasen, worauf schließen Sie dann?

780 Nennen Sie die Kontraindikationen für die Leberblindpunktion!

781 Wie müssen sich die Aktivitäten von GPT und GOT verhalten, damit mit größter Wahrscheinlichkeit die Leber als Enzym-Quelle gelten kann?

782 Nachdem festgestellt wurde, daß die Transaminasen nur wenig angestiegen sind, wurde die Bestimmung der sogenannten leberspezifischen Enzyme wie SDH und Fructose-1-phosphat-Aldolase angeordnet.
Was erwarten Sie davon?

783 Rechnen Sie bei der akuten Hepatitis während der Inkubationszeit und im Prodromal-Stadium bereits mit erhöhten Transaminasebefunden?

Galle:

784 Gallensteine können durch welche der folgenden Krankheiten hervorgerufen werden?
1. Pneumonie
2. Ulzerative Kolitis
3. Leberzirrhose
4. Hämolytische Anämie
5. Herzinsuffizienz

785 Die Menge Galle, die pro Tag in den Verdauungskanal abgegeben wird, beträgt ungefähr:
1. 100 - 200 ccm
2. 200 - 300 ccm
3. 1000 - 5000 ccm
4. 10 - 50 ccm
5. 500 - 700 ccm

786 Ein 45-jähriger Patient hat Temperatur von 38,9 Grad, Schüttelfrost, Schmerz und Druckempfindlichkeit im rechten oberen Leibquadranten. Was würden Sie tun?
1. Sofort operieren
2. Röntgenaufnahme von Magen und Darm
3. Intravenöses Pyelogramm
4. Röntgenaufnahme der Gallenblase
5. Konservativ und symptomatisch behandeln, bis die akuten Symptome zurückgehen

787 Bei der Therapie der Cholangitis wird u.a. empfohlen, Tetracycline aufgrund der Gallengängigkeit zu verabreichen. Wann und warum ist die Gabe von Tetracyclinen kontraindiziert?

788 Eliminieren Sie die f a l s c h e der folgenden Behauptungen:
1. Fibrome, Myxome, papilläre Adenome der Gallenblase und der Gallenwege sind sehr selten.
2. Männer erkranken viermal so häufig an Gallenblasenkrebs wie Frauen.
3. 70% aller Gallenblasenkarzinom-Kranken sind Steinträger.
4. Nur bei jedem fünften radikal operierten Patienten wird eine Überlebenszeit von mehr als einem Jahr erreicht.

789 Wann besteht eine absolute Indikation zum chirurgischen Eingriff bei der Cholelithiasis?

790 Vor der Durchführung einer Cholezystographie erscheinen Ihnen welche Maßnahmen notwendig?

791 Wie können Sie bei einer Cholezystographie die Kontraktion der Gallenblase zur Darstellung bringen?

792 Geben Sie eine Beschreibung der typischen Gallensteinkolik!

793 Ein Patient klagt über dumpfe Schmerzen im rechten Oberbauch mit Druckempfindlichkeit, Appetitlosigkeit, Übelkeit, Meteorismus, Erbrechen. Befund zeigt eine Leukozytose mit Linksverschiebung, Erhöhung der BKS, Serumbilirubin normal. Verdachtsdiagnose?

794 Welches Prinzip ist bei der Gallendiät zu beachten?

795 Nennen Sie die Nahrungsmittel und Genußmittel, die bei einer Gallendiät vermieden werden müssen!
1. Hartgekochte Eier
2. Im siedenden Fett Gebackenes
3. Gebratenes Fleisch
4. Kokosfett
5. Kalte Getränke
6. Alkohol

796 Was unternehmen Sie bei einer akuten Gallensteinkolik?

797 Welche Krankheitsbilder müssen bei einer Gallensteinkolik und bei einer akuten Cholezystitis differentialdiagnostisch ausgeschaltet werden?

798 Bei einer Cholangitis werden Lamblien nachgewiesen. Welche spezielle Therapie ist hier indiziert?

799 Welche der folgenden Stoffe wirken kontrahierend auf die Gallenblase?
a) Pituitrin
b) Eidotter
c) Atropin
d) Cholezystokinin

800 Ordnen Sie die sich entsprechenden Begriffe zueinander:
1. Konzentrierte B-Galle

2. Nur A-Galle, keine B-Galle
3. Überhaupt keine Galle

a) Zystikusverschluß
b) Choledochusverschluß
c) Stase in der Gallenblase

801 Welche chemische Verbindung verwenden Sie zu einer Cholezystographie?

Pankreas:

802 Sie werden zu einer 40-jährigen, adipösen Patientin gerufen, die über heftige Oberbauchschmerzen klagt, die in den Rücken ausstrahlen. Ferner zeigt sie Bauchdeckenspannung, Aszites, peripheren Kreislaufkollaps. Laborbefunde: Leukozytose 30 000/mm^3, Hyperglykämie mit Glykosurie. Diagnose?

803 Eine sichere Diagnostik der Pankreasinsuffizienz erlaubt:

a) der Sekretin-Pankreozymin-Test
b) die Schmidtsche Probekost
c) das Stuhlgewicht

804 Welche der folgenden Therapiemaßnahmen sind bei der akuten Pankreatitis kontraindiziert?

a) Morphinderivate
b) Trasylol
c) Breitbandantibiotika
d) Magendauerabsaugung nach WANGENSTEEN
e) Infusionen von Salzlösungen
f) Vasopressorische Substanzen

805 Röntgenologisch stellen Sie fest, daß die Duodenalschlinge die Form einer Epsilonschlinge (Frostbergsches Zeichen) aufweist. Welche Verdachtsdiagnose erwägen Sie?

806 Erklären Sie das Verhältnis der Amylasekonzentrationen (Blut/Harn) im Stadium der abklingenden akuten Pankreatitis!

807 Worauf führen Sie das Entstehen von Pankreasnekrosen zurück?

I. KRANKHEITEN DER NIERE UND DER ABLEITENDEN HARNWEGE

808 Wie hoch ist bei normaler Nierenleistung der Reststickstoffgehalt im Serum?

809 Was besagt das Serumionogramm?

810 Ordnen Sie den einzelnen Elektrolyten die entsprechende Konzentration (im normalen Serumionogramm) zu!

a) Na^+ 1. 106,5 mval/l
b) K^+ 2. 25   mval/l
c) Ca^{++} 3. 140   mval/l
d) Mg^{++} 4. 2   mval/l
e) HCO_3^- 5. 4,5 mval/l
f) Cl^- 6. 5   mval/l

811 Welche Serumveränderungen erwarten Sie bei einer Urämie?

a) Erhöhung sämtlicher Rest-N-Faktoren
b) Vermehrung von Indikan, Xanthoprotein, Phenolen
c) metabolische Azidose
d) Erhöhung von Na, K, Cl, Bikarbonat
e) Lipidämie

812 Im Harn erscheinen Leucin- und Tyrosinkristalle; auf welche Erkrankung weisen sie hin?

a) Schädigung der Glomerulokapillaren
b) Störung der Tubulären Resorption
c) Renalen Hochdruck
d) Schwerste Leberschädigung

813 An welche Krankheitsbilder müssen Sie bei permanenter Proteinurie denken?

a) Pyelonephritis   d) Cystitis
b) Glomerulonephritis   e) Niereninfarkt
c) Nephrotisches Syndrom

814 Worauf sind Zylinder im Harn ein Hinweis?

a) Cystitis   d) Erkrankung des Nierenpar-
b) Epididymitis   enchyms
c) Infektion der Harnröhre   e) Prostatitis

815 Welche Zylinderarten sind Ihnen bekannt und welche Schlüsse lassen sie zu, wenn sie im Harn auftreten?

1. Hyaliner Zylinder
2. Granulierter Zylinder
3. Wachszylinder
4. Komazylinder
5. Zylinder von Blutzellen

a) Stärkere Pyurie bzw. Hämaturie
b) Bei schwerster Pyelo- und Glomerulonephritis (selten)
c) Keine pathologische Bedeutung
d) Degenerative Nierenprozesse; Glomerulo- und interstitielle Nephritis u. a.
e) Bei diabetischer Ketose

816 Was kann differentialdiagnostisch weiterführen, wenn es bei Hämaturie um die Frage: renale - extrarenale Veränderung geht?

a) i.v. Pyelogramm
b) 3-Gläserprobe
c) Ureterenkatheterismus
d) Arteriogramm
e) Retropneumoperitoneum
f) Zystoskopie

817 Wann tritt Leucozytenvermehrung im Harn auf?

a) Nieren Tbc
b) Kimmelstiel-Wilson-Syndrom
c) Entzündliche Erkrankung der ableitenden Harnwege Pyelonephritis, Cystitis
d) Arteriolosklerotische Schrumpfniere
e) Infizierte hydronephrotische Nieren

818 Wie läßt sich die Nieren-Tbc differentialdiagnostisch von einer chronischen Pyelonephritis abtrennen?

a) Zystoskopie
b) Ureterenkatheterismus
c) Phenolrottest
d) Bakteriologische Identifizierung (Tierversuch, Züchtung auf Eiernährboden u. a.)
e) Nierenszintigramm

819 Bei Epithelien im Harn stehen Sie vor der Frage: Nierenepithel oder Epithel aus ableitenden Harnwegen; wie läßt sich die Frage klären?

820 Charakterisieren Sie das renale Ödem!

   a) Eiweißreich
   b) Lockere Konsistenz
   c) Plötzliches Auftreten
   d) Beschränkung auf bestimmte Körperpartien (Augenlider, Handrücken, äußeres Genitale)
   e) Beruht auf allgemeiner toxischer Kapillarschädigung
   f) Hypoproteinämie

821 Kumulation eines Arzneimittels

   a) ist eine besondere Eigenschaft dieses Mittels, die es grundsätzlich von anderen nichtkumulierenden Mitteln unterscheidet,
   b) kann nur durch langsamere Filtration der Substanz im Glomerulum der Niere bedingt sein,
   c) kommt nur am Herzen vor,
   d) kann grundsätzlich mit jedem Mittel durch geeignete Häufigkeit und Größe der Dosis erreicht werden,
   e) ist meist durch eine Schädigung des Stoffwechsels durch das betreffende Mittel bedingt.

822 Bei welchem Eiweißspiegel im Plasma kommt es in den meisten Fällen zur Ödembildung?

   a) Gesamteiweiß unter 7 g% c) Gesamteiweiß unter 5 g%
   b) Gesamteiweiß unter 6 g% d) Gesamteiweiß unter 4 g%

823 Vom Dauerhochdruck am Gefäßsystem werden vorwiegend betroffen (1 Beispiel):

   a) Aorta abdominalis
   b) Die mittleren und kleineren peripheren Gefäße
   c) Die großen arteriellen Gefäße
   d) Das Venensystem

824 Zytostatika vermindern Immunreaktionen, weil sie

   a) Antihistaminwirkung haben,
   b) die Zahl der Lymphozyten im Blut vermehren,
   c) die Bildung von Antikörpern und Lymphoiden Zellen hemmen,
   d) die Antigen-Eigenschaften körperfremder Zellen reduzieren,
   e) die Phagozytose durch Granulozyten stimulieren.

825 Welche harnpflichtigen Stoffe sind im Begriff "Reststickstoff" zusammengefaßt?

826 Geben Sie die Normwerte im Plasma an für:

1. Rest-N
2. Harnsäure
3. Kreatinin-N
4. Harnstoff-N

a) 0,2 - 0,5 mg%
b) 0,7 - 1,1 mg%
c) 2 - 3 mg%
d) 3 - 4 mg%
e) 4 - 6 mg%
f) 10 - 20 mg%
g) 20 - 30 mg%

827 Nennen Sie eine Reihe von Gesichtspunkten, die bei Verdacht auf eine renale Erkrankung in einer Allgemeinuntersuchung berücksichtigt werden müssen!

828 Wie und wo läßt sich die Niere palpieren?

829 Stellen Sie den folgenden Ergebnissen einer Allgemeinuntersuchung die renalen Erkrankungen gegenüber, die als Sekundärerkrankungen dafür charakteristisch sind:

1. Chronische Niereninsuffizienz
2. Pyelonephritis
3. Glomerulonephritis, nephrotisches Syndrom
4. Löhlein'sche Herdnephritis

a) Tonsillitis, Sinusitis
b) Gynäkologische Erkrankungen
c) Subakut schwelender endokarditischer Prozeß
d) Insuffizienz beider Herzkammern
e) Trübung des Sensoriums, Dyspnoe, Ödeme, schlechter Allgemeinzustand

830 Wann ist eine Zystoskopie angezeigt?

Bei: a) Nierentumoren
b) Blasentumoren
c) Verdacht auf Tuberkulose
d) Konkrementbildung
e) Akuter Pyelonephritis

831 Was läßt sich mit Hilfe der gängigen Untersuchungen der Niere jeweils darstellen?

a) Abdomenleeraufnahme
b) Intravenöses Pyelogramm
c) Retrogrades Pyelogramm
d) Retropneumoperitoneum

e) Nierenangiographie
f) Isotopennephrogramm
g) Nierenszintigramm

1. v. a. Durchblutungsgröße, Parenchymleistung, Entleerungsvorgang
2. Umrisse von Niere und Nebenniere
3. u. U. Aufschlüsse über Form, Größe der Niere, fortgeschrittene Konkrementbildung
4. Formveränderungen, Dystopien, ischämische bzw. zerstörte Bezirke
5. Darstellung der Nierengefäße und Äste in allen Phasen der Ausscheidung
6. Darstellung des Nierenhohlsystems auf Grund tubulärer Exkretionsleistung
7. Besonders kontrastreiche Darstellung des Nierenhohlsystems

832 Unter welchen Bedingungen sollte auf ein intravenöses Pyelogramm verzichtet werden?

a) Bei erheblich reduzierter Nierenfunktion
b) Bei beträchtlichem Meteorismus
c) Bei stärkerer Fettsucht
d) Bei Jodallergie
e) a-d

833 Nennen Sie Kontraindikationen für eine Nierenbiopsie!

a) Hämorrhagische Diathese
b) Erhebliche Hypertonie oder Gefäßsklerose
c) Vorhandensein nur einer Niere
d) Manifeste Niereninsuffizienz
e) Verdacht auf Abszedierung und Neoplasie

834 Welche der charakteristischen biochemischen Befunde lassen sich bei einer manifesten Niereninsuffizienz erheben?

a) Reststickstoffgehalt im Plasma bleibt ungefähr konstant.
b) Verschiebung des Säure-Basengleichgewichtes in Richtung auf eine Alkalose (kompensierte metabolische Alkalose).
c) Erniedrigtes Bicarbonat
d) Erhöhtes Bicarbonat
e) Konstantes Bicarbonat
f) Reststickstoffgehalt im Plasma steigt an
g) Verschiebung des Säure-Basengleichgewichts in Richtung auf eine Acidose (kompensierte metabolische Acidose)

835 Führen Sie Untersuchungsmethoden an, die als Funktionsproben bei geringgradigen Niereninsuffizienzen allgemein Verwendung finden!

836 Beurteilen Sie die diagnostische Auswertung eines Konzentrationsversuches, wenn nach etwa 24 Stunden der Urin folgende spezifische Gewichte besitzt:
   a) Höher als 1,020
   b) 1,022 - 1,025
   c) 1,012 - 1,014
   d) kleiner als 1,010 - 1,011

837 Wie machen sich Störungen im Verdünnungsvermögen der Niere nach Zufuhr z.B. von 1500 ml H_2O bemerkbar?

838 Ein Patient scheidet einen 24 Stunden Harn von spezifischem Gewicht 1,022 bei einer Menge von 1300 ml aus. Schätzen Sie dabei die Nierenleistung nach BECHER ab!

839 Erklären Sie das Prinzip bei der Clearancebestimmung!

840 Erklären Sie anhand der Clearance-Formel den Begriff Clearance!

841 Welcher Normalwert ergibt sich für die Inulinclearance? Streichen Sie den entsprechenden Wert an!
   a) 75 ml/min
   b) 180 ml/min
   c) 130 ml/min
   d) 90 mg%
   e) 40 mg%

842 Geben Sie die Normalwerte für die Kreatininclearance und Harnstoffclearance an!

843 Wie sieht die Clearance für Kreatinin und Harnstoff bei akutem Nierenversagen aus?
   a) Beide Werte sind normal
   b) Beide Werte sind gering erhöht
   c) Beide Werte sind stark reduziert
   d) Harnstoff-Clearance ist erhöht, Kreatinin-Clearance ist herabgesetzt

844 Der Normalwert des Plasmadurchflusses der Niere liegt bei:
   a) 1200 ml/min
   b) 600 ml/min
   c) 120 ml/min
   d) 75 ml/min

845 Den unten angegebenen Clearanceveränderungen sind die entsprechenden pathologischen Veränderungen beizuordnen:

1. Diffuse Glomerulonephritis
2. Arterieller Hochdruck mit Nephrosklerose
3. Akute Glomerulonephritis
4. Chronische Glomerulonephritis

a) Plasmadurchfluß oberhalb der Norm, Gesamtfiltration mäßig erniedrigt
b) Stark erniedrigt: Clearancegröße des Glomerulusfiltrates und tubuläres Sekretionsmaximum, Plasmadurchfluß stark beeinträchtigt
c) Starke Einschränkung der Nierendurchblutung, geringe Erniedrigung des Glomerulusfiltrates
d) Funktionsminderung in erster Linie in Bezug auf das Glomerulusfiltrat, leicht schwächerer Plasmadurchfluß

846 Was verstehen Sie unter dem sog. diffusen tubulären Syndrom?

847 Was besagt Ihnen der Ausdruck FANCONI-Syndrom?

a) Folgende Trias: Hochdruck, Ödeme, Hämaturie
b) Kongenital bedingte Mißbildung beider Nieren
c) Kongenital bedingte Kombination folgender Ausfallserscheinungen: Diabetes renalis, Aminoazidurie, Phosphatdiabetes

848 Worum handelt es sich pathogenetisch bei der akuten Glomerulonephritis?

849 Wie sieht das Vollbild einer akuten Glomerulonephritis aus?

850 Sie stehen vor der Frage: Oligosymptomatische Form der Glomerulonephritis oder Herdnephritis bzw. febrile Proteinurie? Was kann Ihnen weiterhelfen?

a) Bioptische Untersuchungen
b) Nierenangiographie
c) Retrogrades Pyelogramm
d) Clearanceuntersuchungen (bei diffusen Erkrankungen sind Kreatinin- und Inulinclearance fast regelmäßig erhöht)
e) Clearanceuntersuchungen (bei diffusen Erkrankungen sind Kreatinin- und Inulinclearance fast regelmäßig erniedrigt)

851 Bei einem Hypertoniker treten akut Ödeme und Hämaturie auf. Wie könnte eine dadurch vorgetäuschte akute Glomerulonephritis u. U. ausgeschlossen werden?

852 Welche Therapie ist bei einer akuten Glomerulonephritis indiziert?

853 Sie diagnostizieren: Hämaturie, Proteinurie, Leukozytenvermehrung im Sediment, Bakteriämie, Endocarditis. Um welches Krankheitsbild handelt es sich und welche Therapie würden Sie vorschlagen?

854 Welche Fragen richten Sie an einen auf Grund der Laborbefunde nephroseverdächtigen Patienten, auch wenn Ihnen in seinem äußeren Erscheinungsbild nichts besonders auffällt?

855 Worauf führen Sie die Neigung zu Durchfällen und Atemnotzuständen (oft schon in Ruhe) bei Nephrosekranken zurück?

856 Welcher Harnbefund spricht für eine Nephrose?

a) Polyurie (3000 - 4000 ml/die)
b) Oligurie
c) Leukozytenzylinder
d) Zylindrurie
e) Ausgeprägte Proteinurie (3 - 20 Promille)
f) Glucosurie
g) Lipoidtröpfchen
h) Leukozyten (spärlich)

857 Wie sieht der typische Serumbefund beim nephrotischen Syndrom aus?

858 Welchen Aufschluß geben der Durstverlust, der Phenolrottest und Clearanceuntersuchungen bei Nephroseverdacht?

a) Stark eingeschränktes Konzentrationsvermögen
b) Die Inulinclearance ist herabgesetzt, Phenolrottest und Durstversuche geben keine Aufschlüsse.
c) Alle 3 Methoden sind diagnostisch nicht zu verwerten.
d) Die Inulinclearance ist herabgesetzt, das Konzentrationsvermögen ist normal, der Phenolrottest erlaubt keine Aussage.

859 Wozu führen die schweren Serumeiweißveränderungen?

Zu: a) Verminderter Infektresistenz
b) Uhrglasnägeln
c) Trommelschlegelfingern
d) Leichtem Tremor

860 Wie können Sie differentialdiagnostisch eine Nephrose von der nephrotischen Verlaufsform der chronischen Glomerulonephritis abgrenzen?

861 Therapie der Wahl bei Glomerulonephrosen ist Behandlung mit:

a) Hg-Präparaten
b) Sulfonamidkörpern
c) ACTH und Glukokorticoiden
d) Antibiotika

862 Bei einem jugendlichen Diabetiker mit Neigung zu Ketose tritt nach mehreren Jahren stärkere Proteinurie, Ödemneigung bei deutlicher Dysproteinämie, Blutdruckzunahme und Einschränkung der renalen Leistung auf. An welches Krankheitbild denken Sie?

863 Weshalb ist bei Diabetespatienten stets auch an Nierenveränderungen zu denken?

864 Schlagen Sie eine Möglichkeit der Prophylaxe renaler diabetischer Gefäßkomplikationen vor!

865 Wie läßt sich eine Nieren-Amyloidose nachweisen?

a) Gesteigerte Retention von Phenolrot nach i.v. Verabreichung dieses Farbstoffes.
b) Gesteigerte Retention von Kongorot nach i.v. Verabreichung dieses Farbstoffes.
c) Methylenblauprobe im Urin

866 Definieren Sie die Begriffe Präeklampsie und Eklampsie!

867 Welche Befunde erhärten die Diagnose "Präeklampsie"?

868 Wodurch ist die Eklampsie charakterisiert?

a) Ödembildung an den Beinen
b) Kardiale Beschwerden
c) Schwindel
d) Plötzliche tonisch-klonische Krämpfe mit Bewußtseinsverlust

869 Wie lassen sich Präeklampsie und Eklampsie therapeutisch beeinflussen?

870 Bei welchen Hauterkrankungen kann in über 50% der Fälle mit Nierenerscheinungen in Form des nephrotischen Syndroms gerechnet werden?

a) Lupus erythematodes visceralis
b) M. Darier
c) Sklerodermie
d) Dermatomyositis
e) Psoriasis vulgaris

871 Teilen Sie auf Grund des charakteristischen Verhaltens der Harnausscheidung verschiedene Stadien der akuten Niereninsuffizienz ein!

872 Beschreiben Sie die polyurische Phase anhand ihrer typischen Symptome und klinischen Befunde!

873 Wählen Sie aus den folgenden Stoffen diejenigen mit nephrotoxischer Wirkung!

a) Chinin
b) Salizylate
c) Tetrachlorkohlenstoff
d) Quecksilbersalze
e) Toluol

874 Benennen Sie die Kontraindikationen bei der Behandlung der akuten Niereninsuffizienz!

a) Diuretika
b) Reichliche Flüssigkeitszufuhr
c) Reichlich elektrolytfreie Kohlenhydrate und Fette
d) Peritonealdialyse oder künstliche Niere

875 Welche Faktoren sollen einen Einfluß auf nephrosklerotische Veränderungen haben?

a) Herzvitien
b) Paroxysmale Tachykardie
c) Konstitution und Ernährung
d) Ulcus duodeni et ventriculi
e) Arterielle Hypertonie
f) Vasopressorische Stoffe, die in der Niere gebildet werden

876 Wann kann man von einer arteriellen Hypertonie sprechen?

a) Konstanter Blutdruck 130/80 mm Hg
b) Konstanter Blutdruck 150/90 mm Hg
c) Konstanter Blutdruck 160/100 mm Hg
d) Konstanter Blutdruck 180/100 mm Hg

877 Welche klinischen Befunde lassen den Verdacht auf ein fortgeschrittenes Stadium der Nephrosklerose aufkommen?

878 Stellen Sie die Diagnose:
Rasch zunehmende subjektive Beschwerden: unerträgliche Kopfschmerzen, cardiale Beschwerden und Atemnot bei leichter Anstrengung, Sehstörungen, Schwindel, Schlaflosigkeit.
Objektive Befunde: unverhältnismäßig hoher diastolischer Druck (z.B. 250/150), mäßige Proteinurie, Mikrohämaturie, eingeschränkte Clearancewerte.

879 Die Ausbreitung der Infektion bei der Pyelonephritis kann verschiedene Wege gehen. Welche kennen Sie?

880 Beschreiben Sie das Krankheitsbild der akuten Pyelonephritis?

881 Bei der chronischen Pyelonephritis gibt es charakteristische Veränderungen:

a) BKS: Mittelgradig beschleunigt
b) BKS: Stark beschleunigt
c) Serumelektrophorese + Labilitätsreaktionen mäßig verändert
d) Konzentrationsschwäche im Durstversuch, normaler Phenolrottest
e) Konzentrationsschwäche im Durstversuch, eingeschränkter Phenolrottest
f) Reststickstoffwerte um 30 - 50 mg %
g) Leichte Erhöhung der Stickstoffschlacken
h) Pyurie
i) Meist Hämaturie
j) Oft hyaline Zylinder im Urin

882 Wozu entwickelt sich die Pyelonephritis im weiteren Verlauf?

883 Welcher Befund läßt sich röntgenologisch erheben, wenn das Hohlsystem der Niere befallen ist?

884 Streichen Sie Komplikationen an, an die bei chronischer Pyelonephritis gedacht werden muß!

a) Hämatogene Streuung von E. coli
b) Periarteriitis nodosa
c) Herzinsuffizienz
d) Eitrige Einschmelzung und Pyonephrose
e) Nekrotisierende Papillitis
f) Arteriolosklerotische Schrumpfniere

885 Wie gestalten Sie die Therapie bei akuter Pyelonephritis?

886 Was besagt Ihnen der Begriff "Phenacetinniere"?

887 Führen Sie subjektive Erscheinungen an, die auf eine chronische Niereninsuffizienz schließen lassen!

888 Jeder der drei unten angeführten Schäden bei fortgeschrittener Niereninsuffizienz zeigt bezeichnende pathologische Befunde. Ordnen Sie den Schäden das jeweilige Krankheitsbild zu!

a) Glomeruläre Schäden
b) Proximal tubuläre Schäden
c) Distal tubuläre Schäden

1. Verminderte Rückresorption von Na^+, Cl^- und damit auch reduzierte Wasserrückdiffusion
2. Verminderte Harnsäuerung und Bicarbonatrückresorption, Stoffwechselazidose
3. Minderung der Filtratgröße, beschränkte Elimination von Harnstoff, Sulfat, Phosphat.

889 Beurteilen Sie die unten angegebenen therapeutischen Maßnahmen bei chronischer Niereninsuffizienz!

a) Eiweißfreie Kost, nur Fett und Kohlenhydrate
b) Perorale Gabe von Natriumlaktat
c) Injektion von Kalziumglukonat
d) Diuretika für Ödemtherapie
e) Ionenaustauscher

890 Ordnen Sie die therapeutischen Maßnahmen zu den entsprechenden Krankheiten!

a) Eingeschränkte Proteinzufuhr
b) Natriumbikarbonat, Na-Zitrat
c) Injektion von Kalziumglukonat
d) Strophanthin
e) Eisengaben oder B_{12}-Zufuhr
f) Phenothiazine
g) Kortikosteroide

1. Ausgleich der Hyponatriämie, Azidosetherapie
2. Milderung von Übelkeit und Brechreiz
3. Anämiebesserung
4. Dämpfung der starken Schmerzen
5. Reduktion der Azotämie

6. Korrektur von Kalziummangel
7. Herzinsuffizienzmilderung

891 Ein Patient klagt über heftige periodische Schmerzanfälle, mit Ausstrahlung bis in das äußere Genitale; an welche Krankheit müssen Sie hier zuallererst denken?

a) Akute Cystitis
b) Gonorrhoe
c) Akute Pyelonephritis
d) Harnsteinleiden
e) Ureterstriktur

892 An welche Komplikationen ist zu denken, wenn Sie einen Nierenausgußstein diagnostiziert haben, der sich fast symptomlos entwickelt hat?

893 Streichen Sie die Steine an, die am häufigsten zu finden sind (3 Antworten):

a) Karbonatsteine
b) Cholesterinsteine
c) Uratsteine
d) Zystinsteine
e) Phosphatsteine
f) Oxalsteine
g) Xanthinsteine

894 Harnsteinbildende Faktoren sind den Harnsteinen gegenüberzustellen, für deren Auftreten sie verantwortlich sein können.

a) Kalziumhaltige Steine
b) Phosphatsteine
c) Oxalatsteine
d) Uratsteine

1. Oxalose
2. Purinreiche Kost
3. Fieberhafte Krankheiten, Herzinsuffizienz
4. Vermehrte Ca^{++}-Ausscheidung (exogen oder endogen bedingt)
5. Primärer Hyperparathyreoidismus
6. Sekundärer Hyperparathyreoidismus
7. Gesteigerter Zellabbau
8. Folge von Gichtanfällen

895 Klären Sie die Begriffe primärer - sekundärer Hyperparathyreoidismus!

896 Mit welchen Harnsteinen müssen Sie rechnen, wenn ein Patient eine durch E. coli verursachte chronische Harnwegsinfektion aufweist? Begründen Sie Ihre Meinung!

a) Uratsteine
b) Oxalatsteine
c) Phosphatsteine

897 Wie würden Sie Nierensteinkoliken behandeln?

898 Was würden Sie prophylaktisch gegen folgende Stein-Rezidive unternehmen?
a) Phosphatsteine
b) Oxalatsteine
c) Uratsteine

899 Nennen Sie konventionelle Mittel, mit denen u. U. ein Steinabgang ohne operativen Eingriff bewirkt werden kann!

900 Wie läßt sich die Diagnose Hydronephrose in den meisten Fällen sichern?
a) i. v. Pyelogramm
b) Retrograde Pyelographie
c) Funktionsproben (Clearancebestimmung, Phenolrottest)
d) Abdomenleeraufnahme
e) Nierenszintigramm
f) Zystoskopie

901 Welche sind die häufigsten Mißbildungen der Niere?

902 Ist die "Wanderniere":
a) Eine im kleinen Becken gelegene "Hufeisenniere"?
b) Eine verlagerte "Kuchenniere"?
c) Eine an sich normal gelagerte und geformte, beim Aufrechtstehen tiefer getretene Niere?

903 Man kann bei Zystennieren zwei Zystenarten nach ihrer Herkunft, ihrem funktionellen Verhalten und ihrer Prognose unterscheiden. Vergleichen Sie die beiden Formen!

904 Wie läßt sich die Diagnose "Zystenniere" sichern?

905 Läßt sich die Diagnose "Nierenkarzinom" durch das Röntgenbild stellen?

906 Ein Patient klagt über brennende Schmerzen während und am Ende der Miktion, gefolgt von heftigen Tenesmen; stetiger Harndrang; gehäufte Entleerungen von meist nur geringen Mengen, Schmerz und Druckempfindlichkeit über der Symphyse; keine Temperaturerhöhung. Diagnose?

a) Prostatitis
b) Lymphogranuloma inguinale
c) Blasensteine
d) Akute Cystitis
e) Chronische Cystitis

907 Den folgenden tubulären Syndromen sind die entsprechenden Befunde zuzuordnen:

a) Diabetes renalis
b) Aminoazidurie
c) Phosphatdiabetes
d) Fanconi-Syndrom
e) Renale tubuläre Azidose

1. Konzentrationsschwäche
2. Erhöhte Phosphatclearance
3. Aminoazidurie, Glukosurie, Phosphaturie
4. Gesenktes Serumbikarbonat
5. Phenylketonurie
6. Harn pH tiefer als 6,5
7. Konstant Glucose im Harn bei normalem Blutzuckerniveau
8. Vermehrte Phosphatausscheidung im Harn
9. Galaktosämie
10. Zystinurie
11. Störung des Kalkeinbaus in das Skelettsystem
12. Vermehrte Ausscheidung von Na^+, K^+, Ca^{++}
13. Erhöhte Ammoniumausscheidung

908 Wie sieht der Harnbefund bei einer akuten Zystitis oder einem akuten Schub einer chronischen Zystitis aus?

909 Wie könnte man den Entstehungsmechanismus der Blasentumoren erklären?

910 Welche der folgenden Tumoren treten bevorzugt bei Kleinkindern auf:

a) Grawitz
b) Wilms-Tumor
c) Blasenpapillome

K. GENETIK

911 Wieviel Geschlechtschromatinkörperchen erwarten Sie in einem Teil der Kerne aus einem Mundschleimhautabstrich bei einer Frau?

a) 3 Chromatinkörperchen
b) 2 Chromatinkörperchen
c) 1 Chromatinkörperchen
d) kein Chromatinkörperchen

912 Paradoxerweise stellen Sie im Abstrich bei einem Mädchen chromatinnegative Zellkerne, d.h. keine Chromatinkörperchen fest; was dürfte die häufigste Ursache dieses negativen Befundes sein?

a) Super-female (XXX)
b) Klinefelter Syndrom (XXY)
c) Turnersyndrom (XO)
d) Turnersyndrom mit X-Isochromosom
e) Turnersyndrom mit X-Ringchromosom

913 Ordnen Sie folgende Angaben zu den entsprechenden Chromosomenanomalien:

a) Eine Patientin mit Turnersyndrom
b) Eine Patientin mit XXX-Zustand

1. Neigung zu sekundärer Amenorrhoe
2. Sexueller Infantilismus
3. Minderwuchs von 130 - 150 cm
4. Meist leicht schwachsinnig
5. Normal intelligent, psychisch etwas infantil
6. Pterygium colli
7. Kann Kinder gebären
8. Gehäuftes Vorkommen von Hufeisenniere und Isthmusstenose der Aorta
9. Chronische Mittelohrentzündung (häufig)
10. Pigmentierte Zellnävi am ganzen Körper
11. 2 Chromatinkörperchen im Abstrich
12. Unauffälliges und gesundes Aussehen

914 Bei einem Patienten stellen Sie im Abstrich chromatin-positive Zellkerne fest; was kann hier die Chromosomenanalyse ergeben und welche Merkmale charakterisieren diesen Menschen?

915 Welche internistischen Aspekte hat die Trisomie 21 (Mongolismus)?

916 Nennen Sie die richtigen Behauptungen:
a) Die Differenzierung der Gonadenanlage zum Hoden erfolgt unter dem Einfluß von X- und Y-Chromosomen
b) Die Differenzierung der Gonadenanlage zum Hoden erfolgt unter dem Einfluß von 1 X-Chromosom
c) Die Differenzierung der Gonadenanlage zum Hoden erfolgt unter dem Einfluß von 1 Y-Chromosom
d) Die Differenzierung der Gonadenanlage zum Ovar erfolgt unter dem Einfluß von 1 X-Chromosom
e) Die Differenzierung der Gonadenanlage zum Ovar erfolgt unter dem Einfluß von 2 X-Chromosomen
f) Die WOLFFschen und MÜLLERschen Gänge differenzieren sich unter dem Einfluß von hormonartigen Stoffen des Hodens
g) Die WOLFFschen und MÜLLERschen Gänge differenzieren sich unter dem Einfluß von Stoffen des Ovars und des Hodens
h) Die WOLFFschen und MÜLLERschen Gänge differenzieren sich unter dem Einfluß der Geschlechtschromosomen
i) Ein echter Hermaphrodit kann das Chromosomenmosaik XX/XXYY oder XX/XXY aufweisen
k) Bei einem echten Hermaphroditen findet sich immer ein Mosaik von streng paariger Chromosomenanordnung

917 Wie läßt sich eine Trisomie erklären? (1 Antwort)
a) Zu spätes Einsetzen der Postreduktion
b) Post- und Präreduktion laufen parallel
c) Deletion von Chromosom 5
d) Ein zweikerniges Ei wird von einem X-Spermium befruchtet
e) Non-disjunction eines Chromosomenpaares
f) Reziproke Translokation

918 Eine Deletion des Chromosoms 21 (Philadelphia-Chromosom) ist die Ursache

a) des Katzenschreisyndroms
b) des Gardner Syndroms
c) der Tuberösen Sklerose
d) der Zystenniere
e) der chronischen myeloischen Leukämie
f) der Neurofibromatose
g) der Leberzirrhose

919 Was besagt Ihnen der Begriff "reziproke Translokation"?

920 Wählen Sie die richtigen Behauptungen:

a) Bei der balancierten Translokation fehlt genetisches Material
b) Bei der balancierten Translokation ist genetisches Material verdoppelt
c) Bei einem Individuum, das in allen Körperzellen die balancierte Translokation aufweist, hat dies für den Phänotyp keine Konsequenzen
d) Bei der nicht balancierten Translokation fehlt immer genetisches Material
e) Bei der nicht balancierten Translokation kann genetisches Material sowohl verdoppelt sein als auch fehlen
f) Nicht balancierte Translokationen führen gewöhnlich zu Schwachsinn und Fehlbildung an Augen, Gesicht, Fingern und inneren Organen
g) Nicht balancierte Translokationen sind mit dem Leben einer Zygote oder eines Embryos nicht vereinbar

921 Eine Reihe von dominanten Erbleiden zeichnet sich durch charakteristische Symptome sowie durch gehäuft auftretende pathologische Veränderungen an bestimmten Organen oder Geweben aus. Den unten angegebenen Leiden sind die jeweiligen Befunde zuzuordnen:

a) Chondrodystrophie
b) Gardner-Syndrom
c) Neurofibromatose
d) Nagel-Patella-Syndrom
e) Tuberöse Sklerose
f) Marfan-Syndrom

1. Überdurchschnittliche Körperhöhe
2. Minderwuchs von 120 cm
3. Trichterbrust, Kyphoskoliose
4. Intracerebrale Verkalkungen
5. Unterentwicklung von Muskulatur und Fettpolster
6. Querschnittslähmung durch Rückenmarkskompression
7. Epilepsie
8. Hypoplasie der Patella sowie der Nägel, "Beckenhörner"
9. Nierentumoren, Hämoptyse, Dyspnoe
10. Selten NN-Marktumoren mit Hochdruckkrisen
11. Rhabdomyome des Herzens
12. Verschiedene Bindegewebstumoren: Osteome, Fibrome u. a.
13. Diffuse Polyposis colli, Fibrosarkom
14. Proteinurie, Hämaturie
15. Aortenklappeninsuffizienz, Erweiterung der Aorta ascendens
16. Fibrome, Neurinome; 6 oder mehr Milchkaffeeflecken von mehr als 1,5 cm Durchmesser
17. Lungenzysten

18. Tuberöse Sklerose des Gehirns, subunguale Fibrome
19. Abnorme Fibroblastenreaktion auf Trauma
20. Hypophysenadenome mit Akromegalie

922 Durch welche Hauptsymptome und Erscheinungen an inneren Organen sind folgende rezessive Erbleiden mit abnormer Morphologie charakterisiert?

a) Bardet-Biedl-Syndrom
b) Fanconische Panmyelopathie
c) Leberfibrose mit Zystennieren

923 Wie wirkt sich eine Genmutation im heterozygoten Zustand auf die Enzymproduktion aus?

924 Wodurch unterscheiden sich dominante von rezessiven Erbleiden?

925 Das X-Chromosom eines Mannes stammt

a) von seiner Mutter
b) von seinem Vater
c) kann von beiden stammen

und wird weitergegeben

1. nur an sämtliche Töchter
2. nur an sämtliche Söhne
3. kann an beide weitergegeben werden
4. an 50% der Kinder, unabhängig vom Geschlecht

926 Ein Vater, bei dem eine X-chromosomale Anomalie bekannt ist, hat einen Sohn, der an derselben Krankheit leidet; worauf ist dies zurückzuführen?

a) Auf die Weitergabe des X-Chromosoms von Vater auf Sohn
b) Der Sohn hat diese Eigenschaft von seiner Mutter ererbt, die zufällig dieselbe X-chromosomale Anomalie besitzt.
c) Der Sohn hat diese Eigenschaft durch das Y-Chromosom des Vaters geerbt.
d) Der Sohn hat diese Eigenschaft durch das X- und Y-Chromosom des Vaters geerbt.
e) Der Sohn hat diese Eigenschaft vom Vater geerbt, weil es sich bei dieser Anomalie um eine dominante X-chromosomale Krankheit handelt.

927 Nennen Sie Beispiele von "rezessiven" X-chromosomalen Erbleiden, die durch eine "intermediäre" Vererbung auch bei Patientinnen auftreten können!

a) Angiokeratoma corporis diffusum Fabry
b) Rezessive X-chromosomale Muskeldystrophie
c) Hämophilie A
d) Hämophilie B
e) Ein Typ von Mucopolysaccharidose Pfaundler-Hurler
f) Alle Beispiele treffen zu.

928 Welche Behauptungen sind hier falsch?

a) Rezessive X-chromosomale Gene führen beim Manne schon in der Einzahl zum entsprechenden Merkmal.
b) In jeder Zelle einer Frau ist nur eines der beiden X-Chromosomen genetisch aktiv.
c) X-Chromosomal rezessiv ist die Vitamin-D-resistente hypophosphatämische Rachitis.
d) Die Weitergabe einer X-chromosomalen Krankheit von einer Frau an ihre Kinder ist abhängig vom Geschlecht der Kinder.
e) Die Inaktivierung des einen X-Chromosoms bei einer Frau wird schon in den ersten Wochen der Keimesentwicklung für jede Zelle und ihre Tochterzellen festgelegt.

929 Bei einigen der unten angeführten Krankheiten liegt mit großer Wahrscheinlichkeit eine multifaktorielle Vererbung vor; wählen Sie diese aus!

a) Akuter Rheumatismus
b) Asthma bronchiale
c) Cholelithiasis
d) Diabetes mellitus
e) Epilepsie
f) Migräne
g) Schizophrenie
h) Thyreotoxikose
i) Ulkusleiden

930 Wann kann man - nach PENROSE - von einer multifaktoriellen Vererbung sprechen?

931 Neben der multifaktoriellen Erbbedingtheit und der Beeinflußbarkeit durch die Umwelt, gibt es Krankheiten familiärer Häufung, die von einer Reihe von anderen Faktoren abhängen. Nennen Sie solche Faktoren!

932 Wählen Sie die richtigen Aussagen!

a) Für die Entstehung des Diabetes bei Kindern ist Voraussetzung, daß mindestens 1 Elternteil Diabetiker ist.

b) Häufig geht Fettleibigkeit der Entstehung des Diabetes voraus.
c) 70 - 80% der Kinder zweier diabetischer Eltern sind manifest diabetisch.
d) Von eineiigen Zwillingsschwestern ist fast regelmäßig die Schwester diabetisch, die kein Kind geboren hat.
e) Von eineiigen Zwillingsschwestern ist fast regelmäßig die Schwester diabetisch, die mehrere Kinder geboren hat.

L. KRANKHEITEN DES RHEUMATISCHEN FORMENKREISES UND ALLERGOSEN

933 Schildern Sie die Folgeerscheinungen der zellständig ablaufenden Antigen-Antikörperreaktion!

934 Streichen Sie all jene aufgeführten Substanzen an, die Sie für Mediatorstoffe halten!

a) Histamin
b) Plasmin
c) Heparin
d) Serotonin
e) Renin
f) Kephalin
g) Acetylcholin
h) Adiuretin
i) Bradykinin

935 Welche verschiedenen Gewebsantworten lassen sich auf die Einwirkung von Mediatorstoffen hin feststellen?

936 Gibt es allgemeine Reaktionsfolgen der Antigen-Antikörperreaktion im anaphylaktischen Schock?

937 Anhand des "Arthus-Phänomens" lassen sich die morphologischen Zeichen der Allergie ableiten. Wie sehen diese aus?

938 Was liegt dem Arthus-Phänomen zugrunde?

939 Welches makroskopische Bild bieten die "Schockhauptorgane" bei einem im Schock gestorbenen Organismus?

940 Bildungsstellen der Antikörper sind:

a) Fibrozyten
b) Erythrozyten
c) Granulozyten
d) Plasmazellen
e) Thrombozyten
f) Zellen des Retikuloendothels

941 Wie weisen Sie sessile, wie zirkulierende Antikörper nach?

942 Wodurch kann der Antikörperabbau gefördert werden?

943 Bedeutet der Begriff "Hapten":

a) Ein artfremdes Eiweiß?
b) Einen eiweißfreien Stoff, der für die Schockreaktion an Eiweiß gebunden sein muß?
c) Einen eiweißfreien Stoff, der nach der Inkubationszeit auch ohne "Eiweißschiene" einen Schock auslösen kann?
d) Ein Serumprotein, an das sich Allergene anlagern und so die Antikörperbildung auslösen?

944 Neben den bakteriellen Antigenen gibt es abakterielle, die sich ihrerseits aufgliedern lassen in die angegebenen 3 Gruppen. Ordnen Sie zu jeder Gruppe die zugehörige Antwort!

a) Heteroantigene
b) Isoantigene
c) Autoantigene

1. Körpereigen und arteigen (z.B. Organproteine nach Gewebsautolyse)
2. Körperfremd und artfremd (Staub, Nahrungsmittel, Parasiten)
3. Körperfremd und arteigen (z.B. die verschiedenen Blutgruppenantigene)

945 Unterscheiden Sie begrifflich "Allergie" -"allergische Krankheit"!

946 Nennen Sie Faktoren, die für die Entstehung einer Allergie verantwortlich sein können!

947 Kann man bei bestimmten Allergosen wie Heufieber, Bronchialasthma, Gastritisformen und anderen von Vererbung sprechen, wenn in einem Verwandtenkreis verschiedene der oben genannten Reaktionsformen zu beobachten sind?

948 Ist der konstitutionell nicht veranlagte Mensch geschützt vor allergischen Reaktionen?

949 Es werden verschiedene Gruppen von Allergenen angegeben, denen jeweils die dazugehörigen Beispiele zugeordnet werden sollen.

A) Exogene Allergene

1. Inhalationsallergene
2. Ingestionsallergene
3. Perkutanallergene

4. Injektionsallergene
5. "Invasions- und Depotallergene"

B) Endogene Allergene (Zerfallstoffe von Bakterien)
   a) Pflanzen- v. a. -Gräserpollen
   b) Medikamente
   c) Primulin, Spargel, Hopfen
   d) Kuhmilch
   e) Entozoen (Echinokokkus, Trichinellen)
   f) Staub von Federn aller Art
   g) Pflanzengifte
   h) Stiche von Bienen, Wespen, Milben
   i) Pflanzliche Nahrungsmittel (Hülsenfrüchte, Obst, Kakao)
   k) Honig
   l) Operationsimplantate
   m) Chemikalien, Puder, flüchtige Stoffe
   n) Pelze, Seide, Wolle

950 Schockbereitschaft und Sensibilisierung sind abhängig vom Lebensalter; 4 der unten angeführten Behauptungen sind richtig!
   a) Nutritive Sensibilisierungen entstehen erst nach der Pubertät.
   b) Pollenallergie tritt am häufigsten beim Kind auf.
   c) Nutritive Sensibilisierungen treten normalerweise bis zum 12. Lebensmonat auf.
   d) Asthma tritt häufig beim Kleinkind nach dem ersten Lebensjahr auf.
   e) Pollenallergie tritt meistens erst nach dem 5. - 6. Lebensjahrzehnt auf.
   f) Migräne beginnt häufig mit der Pubertät und verschwindet mit der Involution.
   g) Das Ekzema infantum ist das führende Symptom der Pollenallergie.
   h) Das Ekzema infantum kann häufig als Neurodermitis bis zur Pubertät rezidivieren.

951 Gemäß der Kontaktregel lassen organgebundene Schockfragmente ganz bestimmte Schlüsse zu; welche Antigene würden Sie demnach für das folgende klinische Bild einer Allergie verantwortlich zeichnen: Schnupfen, Tracheitis, Bronchitis, Bronchiolitis?
   a) Perkutanallergene
   b) Injektionsallergene
   c) Ingestionsallergene
   d) Inhalationsallergene
   e) Depotallergene
   f) a-e

952 Welche der angeführten hämatologischen Veränderungen weist meistens auf eine Allergie hin?

a) Hiatus leucämicus
b) Basophilie
c) Lymphozytenvermehrung über 50%
d) Heinz'sche Innenkörper
e) Eosinophilie über 10%

953 Worum handelt es sich bei Hauttests?

a) Um Verfahren zur Bestimmung des "Transferfaktors".
b) Um Verfahren zum Nachweis spezifischer Antikörper als Bestätigung gesuchter Antigene
c) Um Verfahren zum Nachweis von Antikörpern bei der sog. Agammaglobulinämie.

954 Bei der intrakutanen Hautprobe werden folgende Tests durchgeführt:

a) "Nulltest"
b) Test der individuellen Hautreagibilität
c) Allergentest

Welche Lösungen werden bei dem jeweiligen Test herangezogen?
1. 0,5% Histaminlösung
2. 0,9% NaCl-Lösung
3. 0,4 n NaCl-Lösung
4. 0,1 n NaCl-Lösung
5. 0,05 ml Histamin 1:10 000 verdünnt
6. 1 ml Histamin 1:1 000 verdünnt
7. 100-fache Verdünnung der "Stammlösung" (die die Allergene enthält)
8. Verdünnung der Stammlösung von $10^{-5} - 10^{-7}$
9. 10-fache Verdünnung der Stammlösung

955 Wann kann man von einer positiven Reaktion bei der Intrakutanprobe sprechen?

956 Schildern Sie den Vorgang bei der passiven Übertragung nach PRAUSNITZ-KÜSTNER!

957 Suchen Sie die Allergene heraus, von denen Sie glauben, daß der Epikutantest zum Erfolg führt.

a) Pflanzliche Nahrungsmittel
b) Honig
c) Medikamente
d) Tiergifte
e) Pflanzenpollen
f) Kosmetika

g) Chemikalien
h) Kuhmilch
i) Metalle
k) Entozoen

l) Operationsimplantate
m) Pflanzenblätter, Fruchtschalen

958 Lassen sich mittels des Expositions- und Provokationsversuches und der Karenzprobe Aussagen über eine allergische Pathogenese machen?

959 Bei einem Patienten kommt es nach einer subkutanen Injektion plötzlich innerhalb kurzer Zeit zu den Initialsymptomen eines anaphylaktischen Schocks. Welche Maßnahmen würden Sie zuallererst treffen?

960 Welche der folgenden Symptome treten häufig bei einem anaphylaktischen Schock auf?

a) Akutes Abdomen
b) Jucken und Hitzegefühl auf und unter der Zunge, im Rachen, auf Hand- und Fußflächen
c) Myosis
d) Generalisierte Urtikaria
e) Plötzlich auftretender Intentionstremor
f) Ödeme verschiedenster Lokalisation (u. U. Larynxödem)
g) Erythem
h) Asthmatische Anfälle
i) Halbseitenkopfschmerzen
k) Exophthalmus

961 Bei einem Patienten, der eine blutende Kopfschwartenverletzung aufweist, möchten Sie zur Tetanusprophylaxe eine Seruminjektion vornehmen, wobei Ihnen der Patient berichtet, daß er schon einmal vor Jahren eine "Tetanusspritze" vom Pferd bekommen hat. Welches Serum nehmen Sie zur Injektion? Begründen Sie Ihre Wahl!

a) Serum vom Pferd
b) Serum vom Hammel
c) Serum vom Rind

962 Eine Woche nachdem Sie bei einer Patientin zur Tetanusprophylaxe eine Seruminjektion vom Pferd (Erstinjektion) vorgenommen haben, kommt es zum Auftreten eines Exanthems am ganzen Körper, Temperaturanstieg, Erbrechen, Durchfällen, Milztumor, Quincke-Ödem, Eosinophilie und Polyneuritis. Stellen Sie die Diagnose und begründen Sie sie!

963 Kann man das Risiko des Serumschocks bei der Tetanus- und Diphtherietherapie ganz ausschalten?

964 Nennen Sie das Prinzip der Heufiebertherapie!

965 Streichen Sie die symptomatischen Hilfsmittel für das Heufieber an!
a) 3% Ephedrinlösung
b) Kombinationspräparate aus Cortison und Antihistaminika
c) Penicillin (peroral 200 000 I. E.)
d) Barbituratpräparate
e) Tragen einer dunklen Brille
f) Ferrosalz-Ascorbinsäure-Komplex ("Ferro 66")
g) Gammaglobulin

066 Schildern Sie die Therapie eines Asthmaanfalles!

967 Sie haben bei einem Patienten den Verdacht auf eine allergische Enteritis. Können Sie diesen Verdacht auf irgendeine Art bestätigen?

968 Als Allergene für allergische Erkrankungen des Verdauungstraktes kommen hauptsächlich in Frage:
a) Ei
b) Fleisch
c) Milch
d) Salate
e) Obst
f) Fisch
g) Hülsenfrüchte
h) Verschiedene Getreidesorten (z. B. im Brot)
i) Rote Rüben, gelbe Rüben

969 Unter welchen klinischen Bildern ändern sich allergisch bedingte funktionelle Störungen am Herz- und Gefäßsystem?

970 Bei der Einwirkung endogener Allergene kann es kommen zu:
a) Rhythmusstörungen der Herzschlagfolge
b) Einem Fehlen der Vorhofzacke im EKG
c) Einer verlängerten Überleitungszeit
d) Einer Angina pectoris
e) Thrombophlebitis
f) Spasmus der Papillarmuskeln

971 Unter Umständen kann es bei Migräne zu Gesichtsfeldausfällen kommen. Wie äußern sie sich?

972 Führen Sie Hauptkriterien an, die die Diagnose "Migräne" erlauben!

973 Den folgenden allergischen Krankheitsbildern sind die sie oft auslösenden Ursachen gegenüberzustellen!

a) Allergisches Lungenödem
b) Quincke-Ödem der Lunge
c) Periarteriitis nodosa
d) Schönlein-Henoch-Purpura
e) Thrombangiitis obliterans
f) Myocarditis rheumatica
g) Endocarditis rheumatica

1. Goldpräparate
2. Chinin, Quecksilber, Salizylate, Sulfonamide
3. Infektallergene
4. Salvarsanpräparate
5. Pneumokokken
6. Nahrungsmittel
7. Endoallergene

975 Was liegt den Migräne-Symptomen zugrunde?

a) Herzrhythmusstörungen verschiedener Grade
b) Durchblutungsstörungen der beiden Carotides communes auf Grund cerebraler Fehlsteuerung
c) Durchblutungsstörung verschiedener Ausprägungsgrade und Bezirke im Bereich des Gehirngefäßsystems

975 Welche neurologischen Krankheitsbilder sind unter den Gesichtspunkten der Allergie zu prüfen?

a) Rezidivierende Amaurose
b) Flüchtige rezidivierende Hemiplegien
c) Korticale Krampfanfälle
d) Encephalitis, Myelitis
e) Rezidivierende Lähmungen einzelner Hirnnerven

976 Neben den allergischen Anlässen gibt es auch andere, nicht allergische, die die Ursache von Urtikaria sein können. Führen Sie welche an!

977 Eine Patientin kommt zum Arzt wegen plötzlich auftretender Ödeme im Bereich der Augenlider, Handrücken und der Labien. An welche Krankheiten müssen Sie dabei denken?

a) Nierenerkrankung

b) chron. Herzinsuffizienz
c) Lymphödem
d) Colitis ulcerosa
e) Quincke-Ödem
f) Leberzirrhose

978 Geben Sie Therapiemaßnahmen für Urtikaria und Quincke-Ödem an!

979 Wählen Sie aus den unten angegebenen Veränderungen des Blutes bei einem fakultativen Allergetiker die richtigen Antworten aus und beurteilen Sie sie kritisch!

a) Verschiebung des Kalium-Kalzium-Quotienten (meist Erhöhung über 2)
b) Blutzuckeranstieg
c) Passagere Granulopenie, die einer Agranulozytose nahekommt
d) Blutzuckersenkung
e) Blutdrucksenkung
f) Blutdruckanstieg
g) Vermehrung des Serumeiweißes
h) Zunahme der Koagulation
i) Leukozytose
k) Leukopenie
l) Proteinurie
m) Keine Eosinophilie des Blutes bei Blutuntersuchung zu Beginn der Allergie

980 Worauf beruht die sog. Arzneimittelidiosynkrasie?

a) Auf einer angeborenen Sensibilisierung gegen Arzneimittel
b) Auf einer okkulten Sensibilisierung gegen Arzneimittel
c) Auf einer Zerstörung mikrobieller Symbiosen
d) Auf einem genetisch bedingten Enzymmangel
e) Auf einer toxischen Eigenpotenz des Arzneimittels
f) Auf einer fehlerhaften Ausscheidung des Arzneimittels

981 Ein Patient wird wegen einer Pneumonie mit einem Sulfonamid behandelt, das gut toleriert wird. Einige Wochen später: Extraktion eines Backenzahnes, wobei zur Anästhesierung Novocain benutzt wird. Obwohl nachweislich nie zuvor Novocain bei dem Patienten verwendet wurde, treten bedrohliche anaphylaktische Erscheinungen auf. Was ist passiert?

982 Einem Patienten mit fiebriger Grippe verschreiben Sie ein Chininpräparat. Einige Tage später stellen Sie eine Verstär-

kung des Fiebers fest, das sich in Form eines septischen Fiebers mit Schüttelfrost äußert. Welche weiteren Maßnahmen würden Sie treffen?

a) Erhöhung der Dosis auf das Doppelte
b) Leukozytenzählung durchführen
c) Beginn einer Penicillinbehandlung (1 Mill. E./die)
d) Bestimmung des Hb
e) Differentialblutbild anfertigen
f) Erythrozytenzählung durchführen
g) Absetzen des Präparates
h) Urinuntersuchung durchführen

983 Führen Sie allgemeine Behandlungsrichtlinien an für die Therapie allergischer Erkrankungen!

984 Die spez. Modifizierung der Antikörperbildung gelingt bei einigen Allergien durch die "Desensibilisierende Behandlung". Wann verspricht diese Behandlung Erfolg?

985 Was ist bei einer "Desensibilisierungsbehandlung" zu beachten?

986 Wie wirken die Antihistaminkörper im Organismus?

987 Das akute rheumatische Fieber ist eine hypererge Reaktion vor allem des mesenchymalen Gewebes auf bakterielle Antigene. Welche der folgenden Bakterien würden Sie dafür verantwortlich machen?
1. Staphylokokkus aureus
2. Mycobakterien
3. Beta-hämolysierende Streptokokken
4. Streptokokkos viridans

988 Von der hyperergen Entzündung können betroffen sein:
1. Niere (akute Glomerulonephritis)
2. Leber (Lupoide Hepatitis)
3. Pankreas (akute Pankreasnekrose)
4. Herz (Pankarditis)
5. Stammganglien (Chorea minor)
6. Haut (Erythema anulare)
7. Gefäßintima (Purpura Schönlein-Henoch)

989 Welcher Faktor bestimmt die Spätprognose des rheumatischen Fiebers entscheidend?

1. Endocardbeteiligung
2. Zeitpunkt der Fokalsanierung
3. Grad der Gelenkdeformierung

990 Welche Präparate wenden Sie zur Therapie des akuten rheumatischen Fiebers an?

1. Chinin
2. Corticosteroide
3. Goldpräparate
4. Penicillin
5. Sulfonamide
6. Chloroquin
7. Salicylate
8. Pyrazol-Derivate

991 Die rheumatoide Arthritis (pcp) befällt vor allem:

1. Kinder und Jugendliche
2. Erwachsene mittleren Lebensalters
3. Jüngere Erwachsene
4. Erwachsene hoher Altersstufen

992 Die rheumatoide Arthritis spielt sich vorwiegend ab:

a) An großen Gelenken (Knie, Ellbogen, Schulter)
b) An kleinen Gelenken (Finger, Zehen)
c) An inneren Organen (Herz, Niere)

993 Besondere Verlaufsformen der rheumatoiden Arthritis sind:

a) Stillsche Krankheit
b) Multiples Myelom
c) M. Felty
d) Sjörgren-Syndrom
e) M. Niemann-Pick

994 Für eine rheumatoide Arthritis sprechen:

a) Positiver ASL-Titer
b) Positiver Latex-Test
c) Positives L.E. Zell-Phänomen
d) Waaler-Rose-Test
e) a-d

995 Bei der Spondylarthritis ankylopoetica handelt es sich um eine:

a) Degenerative Gelenkserkrankung
b) Hyperergische Reaktion des Knorpelgewebes
c) Hyperergische Reaktion der Synovialis

996 Die Spondylarthritis ankylopoetica besitzt folgenden Erbgang:

b) Rezessiv bevorzugt Frauen
c) Völlig unregelmäßig, kein Erbgang

997 Die Spondylarthritis ankylopoetica beginnt an

a) der Wirbelsäule
b) den Ileosacralgelenken
c) den kleinen Hand- und Fußgelenken

998 Welche Krankheitsbilder werden gewöhnlich als Kollagenosen bezeichnet

a) Lupus erythematodes viszeralis disseminatus
b) Allergische Polyneuritis, Typ Guillain-Barré
c) Dermatomyositis
d) Periarteriitis nodosa
e) Hashimoto-Thyreoiditis
f) a-e

999 Welches diagnostische Zeichen weist auf eine Ischiaticusbeteiligung?

a) Lasègue'sches Zeichen
b) Steinmannsches Zeichen
c) a + b

1000 Welche Faktoren fördern das Auftreten degenerativer Gelenkerkrankungen?

a) Übergewicht
b) Überbelastungen durch bestimmte Arbeiten
c) Fehlbelastungen
d) Stoffwechselkrankheiten
e) Athletisch-pyknischer Körperbautypus
f) a-c

ANTWORTEN

A. INFEKTIONSKRANKHEITEN

Lit. 1: S. 1-156
Lit. 3: S. 23-123
Lit. 6: S. 4-123
Lit. 16: S. 361-444

1. 1b, 2a, 3c
2. Nein, nur in lebenden Zellen
3. c, d (Lit. 6: S. 62)
4. a, b, e (Lit. 1: S. 5)
5. c
6. c
7. Schultz-Charlton-Auslöschphänomen: Im Bereich des Exanthems 0,1 - 0,2 ml Scharlachimmunserum intrakutan spritzen, wo sich in den nächsten Stunden ein etwa fünfmarkstückgroßer blasser Hof bildet. (Lit. 12: S. 1016)
8. a, c, d, f
9. c (Lit. 16: S. 377)
10. b, e
11. 1c, 2d, 3b, 4a
12. Sepsis: Überschwemmung der Blutbahn mit Erregern oder deren Toxinen mit schweren Allgemeinerscheinungen
Bakteriämie: Nur das Vorhandensein von Bakterien in der Blutbahn
13. a, c
14. Koagulase (Lit. 12: S. 1012)
15. b
16. a, d, e
17. Meningitis (Lit. 16: S. 400)
18. b
19. f
20. b (Lit. 16: S. 400)
21. a, b, c, d, e (Lit. 3; S. 67)
22. c (Lit. 16: S. 394)
23. A: 3, 6, 7, 8, 9, 10, 11
    B: 1, 2, 4, 5, 12
24. b (Lit. 15: S. 111)
25. Angegriffen werden Ganglienzellen des verlängerten Marks, der Brücke sowie der neuromuskuläre Endapparat; Blockierung der motorischen Endplatten; Lähmung des Parasympathikus. (Lit. 3: S. 1097)
26. Febris undulans (Lit. 6: S. 58)
27. Erregernachweis im Blut, Agglutinationstest, Komplementbindungsprobe, Hautreaktion
28. A2, B1, C3
29. A1, B2 (Lit. 16: S. 393, 419)
30. c
31. Nein, wenig erhöhte Temperaturen sind üblich (Lit. 3: S. 72)
32. a: Serumbehandlung sofort einleiten; nicht vom Bakteriennachweis abhängig machen! (Lit. 16: S. 385)
33. f
34. a, b, c, d
35. b: Letalität = 0
    e: Keine Operation!
36. c (Lit. 1: S. 94)
37. a
38. a (Lit. 16: S. 385)
39. a
40. d (Lit. 1: S. 99)
41. a
42. c: Intoxikationen müssen ausgeschlossen werden (Lit. 1: S. 99)
43. a (Lit. 6: S. 54)
44. a, b, c, d, e (Lit. 7: S. 616)
45. c, d, e, f

46	c (Lit. 1: S. 103)	83	a
47	c	84	Ja, erhöhte Schutzwirkung
48	c	85	b (Lit. 6: S. 16)
49	a (Lit. 1: S. 104)	86	Ja, fast immer (Lit. 16: S. 411)
50	z.B. 10 Tage lang 1 Mill. E. Penicillin/die	87	b
51	a, b, d	88	Ja, Inkubationszeit für Tollwut 15-70 Tage. Tetanus wahrscheinlicher.
52	b (Lit. 6: S. 55)		
53	c	89	c (Lit. 16: S. 414)
54	b	90	a, c, d, e (Lit. 1: S. 154)
55	a	91	Amöbenhepatitis
56	b, c, e, g	92	a
57	Die Bekämpfung der Kleiderlaus	93	Scharf begrenzte, oft nur stecknadelkopfgroße Geschwüre in der Schleimhaut (Lit. 6: S. 114)
58	a, b, e, g		
59	1b, 2d, 3a, 4c, 5e, 6f		
60	a, b, d		
61	A: 1, 2, 4, 6 B: 3, 5 (Lit. 1: S. 120)	94	c
		95	Malaria tropica
62	b	96	a, b, c; zu d: Analabstrich!
63	b	97	a (Lit. 12: S. 995)
64	d (Lit. 16: S. 373)	98	b (Lit. 12: S. 977)
65	b	99	1b, 2a, 3d, 4c, 5e
66	a (Lit. 6: S. 25)	100	c (Lit. 16: S. 388)
67	a	101	a, c
68	c (Lit. 12: S. 991)	102	A: 3, 4 - B: 1, 2
69	a (Lit. 21: S. 54)	103	b, c
70	a, b, c (Lit. 21: S. 59)	104	e (Lit. 6: S. 386)
71	b	105	b
72	c	106	c (Lit. 18: S. 99)
73	a (Lit. 6: S. 76)		
74	Nein		
75	d (Lit. 1: S. 1, 3, 4)		
76	b, d		
77	Ja, z.B. Gl. Sublingualis, Pankreas, Hoden, Ovar		
78	1a, 2b, 3c, 4d, 5e		
79	a, b, c (Lit. 7: S. 154)		
80	Bakteriell-entzündliche Affektionen der Parotis, Parotis bei Sjögren-Syndrom, Mikulicz-Syndrom, Speichensteinverschluß des Ausführungsganges, Mischtumor (Lit. 6: S. 35)		

B. TUBERKULOSE

Lit. 16: S. 421 - 442

107	b
108	d
109	c
110	d
111	1b, 2a, 3c (Lit. 6: S. 127)
112	Tuberkulöse Meningitis
113	c: Hier besondere Rezidivgefahr (Lit. 19: S. 46)
114	e
115	f
116	c
117	c (Lit. 12: S. 1027)
118	c (Lit. 12: S. 1027)
119	d (Lit. 12: S. 1028)

81	a, b, c
82	A2, B3, C1 (Lit. 18: S. 4, 5, 7)

120	d, e	145	Kartagener Syndrom
121	a	146	Cor pulmonale chronocum bei respiratorischer Insuffizienz

C. KRANKHEITEN DER LUNGE

Lit. 16: S. 291 - 359)

122 Pleuraerguß, der nach lateral ansteigt und gegen den normalen Lungenschall als Grenzlinie zu perkutieren ist.
123 d: Behauptung trifft bei Bronchialatmen zu (Lit. 6: S. 703)
124 a
125 a
126 c
127 1:a,d 2:b, e 3:c
128 a
129 a (Lit. 6: S. 703)
130 c
131 c
132 d
133 Parasympathisches Nervensystem
134 1:a, b, e 2:c, d, f (Lit. 6: S. 700)
135 b
136 Eine Lungenfunktionsstörung, die mit erniedrigtem Sauerstoffdruck, jedoch normalem Kohlensäuredruck einhergeht.
137 1b, 2c, 3a (Lit. 6: S. 701)
138 b, Steigerung um das 10-fache möglich!
139 Obstruktionsatelektasen und Kompressionsatelektasen
140 1d, 2c, 3b, 4e, 5a
141 d
142 1d, 2b, 3c. 4a
143 c
144 Tomographie, Bronchographie, Bronchoskopie mit gezielter PE oder Absaugung, Probethorakotomie.

145 Kartagener Syndrom
146 Cor pulmonale chronocum bei respiratorischer Insuffizienz
147 Zyanotisch erweiterte Hautkapillaren und Hautvenolen am unteren Brustkorbrand
148 d
149 I: Verstärkte Lungenzeichnung, feinkörnige, perihiläre Tüpfelung, Verbreiterung und Verdichtung des Hilusschattens
II: Besonders in Mittelfeldern starke Tüpfelung (Schneegestöberlunge oder Schrotkornlunge)
III: Ballungen zu tumorartigen Knoten, u. a. (Lit. 6: S. 735-736)
150 b (Bevorzugt mittlere Lungenabschnitte)(Lit. 6: S. 735; Lit. 21: S. 295)
151 Um flüchtige Lungeninfiltrate mit einer gleichzeitig bestehenden Bluteosinophilie (Lit. 6: S. 726)
152 1: Meist subfebril
2: Vermehrung der eosinophilen Zellen im peripheren Blut mit mäßiger Leukozytose ohne Linksverschiebung
3: Nur der zeitliche Verlauf (Rückbildung in wenigen Tagen bis Wochen) ist charakteristisch
4. Sputum enthält reichlich Eosinophile
(Lit. 6: S. 726)
153 b, c
154 "1: Herz-Kreislauf-Therapie; 2: Antibiotika und gegebenenfalls Sulfonamide, gezielt oder empirisch angewandt; 3: Expektorantien und Broncholytika"
(Lit. 3: S. 507)

155	c
156	Nach GSELL Kardinalsymptome der Virus-Pneumonie
157	Menschliche Erythrozyten der Blutgruppe 0 werden durch Pneumonie-Patienten-Serum bei Eisschranktemperatur zum Verklumpen gebracht
158	Auf eine sog. primär atypische Pneumonie (PAP)
159	Nein, auch beim Pfeifferschen Drüsenfieber, bei Parotis und hämolytischen Anämien kann er positiv ausfallen.
160	a, c, d, e
161	Lobäre (kruppöse, fibrinöse, genuine) Pneumonie
162	Ac, Ba, Cb
163	b
164	Homogene Verschattung mit scharfer Lappenbegrenzung
165	b, c
166	d
167	An eine Lungenmykose (Lit. 5: S. 5, 6, 9)
168	Erregernachweis im Sputum
169	c
170	d (Lit. 12: S. 58)
171	f
172	d: Nicht jeder asthmatische Anfall wird durch Allergie ausgelöst.
173	Orthopnoe mit verlängertem Exspirium, Beanspruchung der auxiliären Atemmuskulatur, Todesangst
174	Eosinophilie im Blut und im Sputum
175	b, f
176	Die cardiale Dyspnoe ist deutlich vom Grade der Anstrengung abhängig
177	c
178	b
179	Partialinsuffizienz: arterielle Sauerstoffuntersättigung, aber normale CO_2-werte im Blut, weil CO_2 leichter diffundiert als O_2 Globalinsuffizienz: Neben Hypoxämie auch Erhöhung der CO_2-Spannung im Arterienblut. Entsteht, wenn die Gesamtheit der Alveolen hypoventiliert werden.
180	Normal, nur bei obstruktiver Ateminsuffizienz pathologisch
181	"Sowohl die statischen als auch die dynamischen Werte: Es wird festgestellt, wieviel Luft bei einem forcierten Exspirationsstoß in der 1., 2. u. 3. Sekunde exspiriert werden kann." (Lit. 7: S. 257)
182	Maximale Ventilation pro Minute, maximale Anstrengung des Patienten und optimale Atemfrequenz (Zwischen 70 und 100)
183	c
184	a (Lit. 6: S. 730)
185	Boecksche Krankheit
186	c (Lit. 3: S. 155)
187	Lungenembolie
188	f
189	Röntgenaufnahme in 2 Ebenen, Bronchoskopie, Bronchographie, Cytodiagnostik des Auswurfs.
190	c
191	c (Nach Bodechtel)
192	a, b
193	d (Nach Bodechtel)
194	Sofort nach Lungenkarzinom suchen.

195	a: 90% aller Lungenkrebse entstehen bei starken Rauchern	214	Bei Frauen 90 Gamma pro 100 ccm
196	b	215	Cyanhämiglobinmethode (Lit. 1: S. 258)
197	Wassermann-positive pseudoluische Bronchopneumonie (FANCONI-HEGGLIN) (Lit. 3: S. 472)	217	30-34 Gammagamma
		218	Fixierung und Färbung nach Pappenheim bzw. Giemsa
198	a, b	219	b (Lit. 1: S. 260)
199	Pleuritis sicca (Lit. 19: S. 54)	220	a: Poikilozyten b: Schießscheiben-(Target)-Zellen c: Anulozyten
200	a		
201	b		
202	a	221	a (Lit. 1: S. 260)
203	c	222	d
204	Pleurapunktionen	223	Auf die Regenerationsleistung der Erythropoese
205	a		
206	A: 1, 3, 4 B: 1, 2, 5	224	Durch den Färbindex:
207	e (Lit. 7: S. 486)		
208	c, e, f (Lit. 7: S. 492)		
209	b, c, e (Lit. 7: S. 917)		

224 Durch den Färbindex:

$$F.I. = \frac{Hb}{Ery \cdot 20}$$

Hb = Hämoglobingehalt in %
Ery = Ery-Zahl in Mill.
Bei hypochromer Anämie:
F.I. kleiner als 1
Bei hyperchromer Anämie:
F.I. größer als 1

D. BLUTKRANKHEITEN

Lit. 1: S. 255-313
Lit. 3: S. 159-238
Lit. 6: S. 326-387

210	a: 7,5 My b: 16 g% c: 100-120 Tage d: 5 Mill. pro cmm Blut e: 5000-9000 pro cmm Blut	225	f
		226	1: Durch die saure Reaktion 2: Durch Vitamin C
		227	100-300 mg Ferro-Eisen täglich! (Lit. 19: S. 145)
211	c, a, e, d, b	228	a: Planozyt b: Megalozyt c: Sphärozyt d: Siderozyt (Lit. 14: S. 23-27)
212	I: 3, 6, 15, 8 II: 9, 4, 7, 5, 10, 13 III: 2, 12 IV: 11, 1, 14 (Lit. 14: S. 15-18)		
		229	1a, 2c, 3b
213	a (Lit. 1: S. 257)	230	Weil die Hämoglobinkonzentration zunächst normal bleibt und erst allmählich durch Einströmen von Gewebswasser absinkt. (Lit. 1: S. 262)
215	a: 70-120 mg% b: 20-40 mg% c: 0,6-1,0 mg% d: 100-200 mg% e: 4,9 g% f: 2,7 g%		
		231	a: erniedrigt, b: normal, c: erniedrigt, d: normal, e: erhöht, f: normal
214	Bei Männern 125 Gamma pro 100 ccm	232	a: durch Eisenmangel

232 b: nach chronischen Blutverlusten
c: auszuschließen, wenn die Magensaftuntersuchung keine Sub- oder Anazidität ergibt. (Lit. 1: S. 263)
233 b (Lit. 1: S. 268)
234 2 (Lit. 1: S. 265)
235 Die Ursache dieser beiden Anämieformen muß in einer Blockierung der Hämsynthese liegen. (Lit. 1: S. 265)
236 d
237 a: normal oder leicht beschleunigt, b: stark beschleunigt
238 1: durch ionisierende Strahlen, 2: durch Zytostatika, Benzolderivate, Chloramphenicol, Goldpräparate, Arsenpräparate, Sulfonamide, 3: durch metastasierende Karzinome, 4: bei akuter Leukämie (Lit1: S. 280)
239 Wiederholte Bluttransfusionen
240 Durch Vergrößerung des HMVs der diastolischen Herzgröße und des Schlagvolumens durch Tachykardie
241 Akzidentielle systolische Strömungsgeräusche
242 a
243 I:
a: blaß
b: nicht vergrößert
c: Serumeisen stark erniedrigt, Serumbilirubin erniedrigt
d: Hyperplasie und Linksverschiebung der Erythropoese
e: Leukozyten normal, Thrombozyten normal
243 II:
a: gewisse Gelbfärbung
b: vergrößert (meist)
c: Serumeisen normal, Serumbilirubin vermehrt
d: Hyperplasie der Erythropoese
e: Leukozyten (oft) erhöht, Thrombozyten normal
III:
a: strohgelb
b: nicht vergrößert
c: Serumeisen erhöht (meist), Serumbilirubin leicht erhöht
d: Megaloblastenmark, Riesenformen der Granulopoese
e: Leukozyten vermindert, Thrombozyten vermindert
IV:
a: blaß
b: bei splenopathischen Formen vergrößert
c: Serumeisen erhöht (meist), Serumbilirubin normal oder erniedrigt
d: hyperplastisch oder leer
e: Leukozyten und Thrombozyten stark vermindert
244 a (Lit. 7: S. 22)
245 1. Nach totaler Magenresektion
2. Bei Darmstenosen oder Sprue
3. Bei der Fischbandwurminfektion
4. In der Schwangerschaft
5. Bei der Therapie mit Hydantoinpräparaten
246 Ursache: Säureempfindlichkeit sensibilisierter Erythrozyten
Therapie: Transfusionen mit gewaschenen Erythrozyten

247 a: Kolloidal gebundene Ferripräparate, z. B. Eisensaccharat
b: Bis zu 100 mg/die
c: Über eine Gesamtdosis von 2000 mg (Lit. 1: S. 264)
248 a: Serumeisen erniedrigt, Bindungsfähigkeit erhöht
b: Serumeisen erniedrigt, Bindungsfähigkeit erniedrigt
c: Serumeisen erhöht, Bindungsfähigkeit erhöht
249 b (Lit. 1: S. 264)
250 Weil keine mechanische Behinderung des Gallenabflusses vorliegt, also die Vermehrung der Gallensäuren im Blut und damit das Hautjucken fehlt.
251 I 3, II 2, III 5 (Lit. 1: S. 265)
252 c
253 I 1, II 2, III 1, 3, IV 1
254 a: hämolytische Krisen
b: aplastische Krisen
255 Gallenkoliken
256 Milzexstirpation
257 a: negativ
b: positiv
258 Akrozyanose bei kalten Temperaturen
259 Polycythämia vera
260 Anfangsdosis: 80 - 100 mg Prednisolon/die
Langzeitdosis: 10 - 30 mg Prednisolon/die
(Lit. 1: S. 276)
261 a: Urobilin und Urobilinogen normal
b: Urobilin und Urobilinogen meist stark vermehrt
262 1b, 2c, 3a
263 1c, 2a, 3b
264 1eB, 2dC, 3aA, 4cD, 5bC (Lit. 6: S. 330)
265 d

266 c, i
267 1, 3, 4, 6
268 a1, b3, c2 (Lit. 1: S. 284)
269 a: Alkalische Leukozytenphosphatase stark erniedrigt oder völlig fehlend. Auftreten des sog. Philadelphia-Chromosoms
b: Alkalische Leukozytenphosphatase stark erhöht. Kein Philadelphia-Chromosom
270 b, c, d, e (Lit. 1: S. 286)
271 Fehlen bzw. Zurücktreten der Zwischenstufen zwischen Myeloblasten und reifen Neutrophilen
272 Akute Leukämie
273 3
274 Weil es u. U. erst 1 - 2 Wochen nach Verabreichung des Mittels zu einer Leukopenie kommt
275 b (Lit. 6: S. 358)
276 Universelle Lymphdrüsenschwellung um einige Querfinger vergrößerte Milz
277 Vermehrung der Lymphozyten, Lymphozyten ohne Azurgranulation (= Nacktkernige), Gumprechtsche Kernschatten (zerquetschte Lymphozyten) infolge Herabsetzung der mechanischen Resistenz
278 Markausstrich mit 90% Lymphozyten
279 a3, b1
280 b
281 Nur noch historische Bedeutung, s. Frage 280 a) (Lit. 1: S. 263)
282 1d, 2c, 3a, 4b
283 c
284 Starke Vermehrung der granulozytären Vorstufen

284 im weißen Blutbild, wobei die unreifsten Stadien überwiegen. Anzutreffen bei der chron. myeloischen Leukämie. (Lit. 1: S. 286)
285 Es ist genau umgekehrt
286 Neben Milztumor und Agranulozytose besteht eine chron. Polyarthritis
287 1: Erythrozyten angegriffen
2: Ery. und Hämoglobin angegriffen
3: Ery. unverändert, Hämoglobin verändert
288 Agranulozytose (Lit. 1: S. 292)
289 Absetzen aller verdächtigten Medikamente, Bluttransfusionen, Antibiotika, evtl. Cortison (Lit. 6: S. 355)
290 a
291 a: mittlere Konsistenz
b: meist gut verschieblich
c: wenig druckempfindlich
292 a, c (Lit. 6: S. 361/362)
293 2, 3
294 Pfeiffersches Drüsenfieber
295 "Buntes" Blutbild: Gesamtleukozahl: 10.000-30.000, davon 50-80% Mononucleäre
296 Paul-Bunnel-Test
297 Penicillin ist unwirksam
298 Bei histologischer Untersuchung findet man die spez. Sternberg-Riesenzellen in Lymphknoten.
299 b (Lit. 14: S. 53)
300 a, b (Lit. 1: S. 293)
301 b und evtl. d (Lit. 1: S. 293)
302 b, c, d, g, i
303 c (Lit. 1:S. 297)
304 Bei der Niere. Grund: Paraproteinämie mit evtl. sek. Schädigung der Tubuli, Proteinurie und Urämie. Außerdem ist durch den vermehrten Knochenabbau Nephrokalzinose möglich
305 a: 1, 2, 3, 4, 5, 6
b: 2, 3, 7, 8
(Lit. 1: S. 300)
306 Einzeldosen von 200 mg i.v. bis zur totalen Dosis von 4 - 6 g. Dann als Dauertherapie mehrmals wöchentlich verabreicht. (Lit. 1: S. 301)
307 c
308 X_1 = Gewebsthrombokinase
X_2 = Blutthrombokinase
X_3 = Calcium
X_4 = Christmas-Factor
X_5 = Antihämophiles Globulin
X_6 = Prothrombin
X_7 = Fibrinogen
X_8 = Fibrin
309 c, d, e (Lit. 1: S. 306)
310 1: stark verlängert
2: normal
3: leicht vergrößert, aber nur selten tastbar
4: stark vermindert
5: erhöht
6: Megakaryozyten vermehrt (Lit. 14: S. 69)
311 Ib, IIa, IIIe, IVd, Vf, VIc
312 a
313 Ie, IId, IIIc, IVa, Vb (Lit. 1: S. 306)
314 b, c, e, f, g
315 a: stark verlängert
b: normal
c: negativ
316 b
317 Weil beim Fehlen von Gallensäuren das fettlösl. Vit. K nicht resorbiert werden kann, das zum

	Prothrombinaufbau benötigt wird. (Lit. 1: S. 310)
318	Der Quicktest
319	Prothrombinzeit
320	a: Vit. K b: Protaminsulfat
321	a

E. HERZ- UND KREISLAUF-KRANKHEITEN

Lit. 1: S. 530-692
Lit. 3: S. 243-481
Lit. 6: S. 181-310

322	a: Hämodynamische Herzinsuffizienz (HI) b: Energetisch-dynamische HI c: Excito-motorische HI
323	In erster Linie nur bei muskulärer HI
324	b, später auch d
325	A5, B4, C1, D2, E3, F6
326	a
327	Nein, wegen der hohen Druckdifferenz zwischen Arteriolen und Kapillaren.
328	Da im kleinen Kreislauf ein starkes Druckgefälle fehlt, wird sich durch den Rückstau von der li. Herzkammer praktisch immer eine Überlastung auf die re. Herzkammer übertragen.
329	A: Volumenbelastung (Vorhofseptumdefekt, offener ductus Botalli...) B: Druckbelastung (Aortenstenose, Hypertonie...)
330	Durch Frequenzsteigerung, konzentrische Hypertonie des Herzmuskels und tonogene Dilatation (Lit. 1: S. 533)
331	Leistungsminderung der Muskulatur im Bereich des rechten Ventrikels
332	a
333	a: Rückstau im großen Kreislauf: Ödeme, Stauungsleber, Zyanose und Dyspnoe b: Rückstau im kleinen Kreislauf: Asthma cardiale, im Sputum sog. Herzfehlerzellen
334	b (Lit. 1: S. 536)
335	a: Zyanose, Ödeme b: Cheyne-Stokesche Atmung c: Rasselgeräusche, kleinblasig d: fleckige Zeichnung, Hilusschatten unscharf und vergrößert e: hämosiderinbeladene Alveolarepithelien: "Herzfehlerzellen" f: Stauungsleber
336	a: Folge der ungenügenden Sauerstoffaufnahme durch Störung der Sauerstoffdiffusion b: Folge einer Vermischung von arteriellem mit venösem Blut (z. B. Shunt) c: Durch die verlangsamte Strömung in den Kapillaren wird der O_2-Gehalt des Blutes stärker herabgesetzt als normal.
337	b (Lit. 1: S. 537)
338	c (Lit. 1: S. 538)
339	c
340	Digitalis, Diuretika-Diät (Lit. 3: S. $\overline{2}$73)
342	a, b, d
342	b
343	Strophanthin wird im Magen zersetzt (Lit. 1: S. 541)
344	a (Lit. 5: S. 318)
345	1: Strophanthin 2: evtl. Aderlaß 300 - 500 ml oder sog. unblutigen Aderlaß

	3: Gefäßerweiternde Pharmaka 4: Sauerstoffatmung 5: Absaugen des Sekrets 6: Glucose-Lösung i.v. (Lit. 1: S. 547)	360 361	c Entsteht durch frustrane Kontraktionen, bei denen zwar ein Herzton zu hören ist, jedoch die Semilunarklappen nicht geöffnet werden. (Lit. 1: S. 566)
346	Volumenmangelkollaps; toxischer Kollaps; zentralbedingter Kollaps	362	Bei Versagen der medikamentösen Behandlung
347	a: Blutverlust b: Plasmaverlust c: Zentralbedingtes Nachlassen des Gefäßtonus d: Nachlassen des venösen Rückflusses e: Toxisch-periphere Lähmung des Gefäßtonus	363 364	a: Myodegeneratio cordis b: Überdehnung des Vorhofes infolge eines dekompensierten Mitralvitiums c: Basedowsche Krankheit Rheumatische Endokarditis, Aortenlues, Aortensklerose
348	Ab, Ba (Lit. 1: S. 550)	365	a
349	Reflektorischer Kollaps, Bradykardie, Absinken des Blutdrucks	366	Vorhofsystole preßt das Blut durch die stenosierte Atrioventrikularklappe
350	A2, B1, C3	367	Ja, bei Vorhofflimmern
351	Stimulation und Defibrillation	368 369	A3, B2, C1, D4 a: Vernichtender Dauerschmerz mit Ausstrahlung in den linken Arm b: Schnell c: Kalt d: Abfallend e: Klein f: Stark beschleunigt g: Leukozytose über 10.000 in der 1. Stunde h: Erhöht i: etwa 3 Tage nach Coronarverschluß j: Erhöht
352	Durch einen Hochspannungsstromstoß wird das gesamte Myocard depolarisiert. Nach der Repolarisation kann der physiologische Schrittmacher die Führung wieder übernehmen.		
353	a		
354	Vorhöfe werden rückläufig erregt.		
356	a (Lit. 1: S. 562)		
355	1: a, b, c 2: d, e, f		
357	a	370	1: Kreatin-Phosphokinase; 2: Glutaminsäure-Oxalessigsäure-Transaminase, Laktatdehydrogenase. Anstieg auf das 2 bis 20-fache der Norm. Beginn wenige Stunden nach dem Infarkt, Maximum 2 - 4 Tage, Abfall bis 6 - 12 Tage auf die Norm. (Lit. 1: S. 649)
358	Infolge der längeren Füllungszeit wird größeres Schlagvolumen ausgeworfen, dadurch Beengungsgefühl (Lit. 1: S. 564)		
359	Normale P-Wellen fehlen, dafür regellose Flimmerwellen. Frequenz 300-600		

371 A1, B2
372 Ramus descendens der linken Coronararterie
373 Verbreiterung des Herzschattens nach links, Abrundung der linken und unteren Begrenzung, Ausfüllung der Herzbucht durch Pulmonalisbogen, Herzohr oder linken Vorhof
374 b
375 Bei der Mitralstenose ist ein 3. Herzton zu hören. Er entsteht durch die Anspannung der verkürzten Mitralklappen zu Beginn der Diastole
376 b
377 1b, 2a, 3c
378 b, c, d, e
379 d
380 a
381 b
382 Maligne Glomerulosklerose (Lit. 7: S. 436)
383 Da bei Einatmung das Blutangebot für das rechte Herz erhöht ist, können sich reflektorische Frequenzsteigerungen des Sinusknotens ergeben
384 Durchblutungsstörungen der Niere infolge Sklerosierung bei essentiellem Hochdruck führen zur Freisetzung von "Hochdrucksubstanzen"
385 c
386 b
387 Deutliche Senkung in mindestens zwei Ableitungen über 0,1 mV
388 c
389 Mediaverdickung, Hyalinose, Sklerose (Lit. 1: S. 662)
390 Ab 120 mm Hg
391 Sklerose, Syphilis
392 Lipoideinlagerung in Intima, Hyalinose, Kalkablagerung
393 a: klingender 2. Aortenton
b: Aorten-Elongation, bes. im schrägen Durchmesser erkennbar (Kalksichel)
394 b, c, d
395 b
396 a (Lit. 1: S. 670)
397 Erworbene Herzfehler: periphere Zyanose (Hände, Nase, Lippen)
Angeborene Herzfehler: Mischzyanose (weicher Gaumen, Konjunktiven)
398 Subaortaler Septumdefekt, reitende Aorta, Pulmonalstenose, Hypertrophie des rechten Herzens
399 Im rechten Ventrikel bis über 100 mg Hg
400 c
401 "Maschinengeräusch"
402 Totaler AV-Block
403 b
404 b (Lit. 1: S. 583)
405 Hemmung der entzündlichen Mesenchymreaktion
406 b
407 c
408 a
409 Ja
410 b, d, e (Lit. 7: S. 373)
411 1: d, h
2: b, c, g, j
3: a, e, f, i, k
412 a: Bei der peripheren Zyanose, da der venöse Gehalt an O_2 herabgesetzt ist, der arterielle aber unvermindert bleibt.
413 b, d
414 b, d, f
415 Appetitlosigkeit, Erbrechen, Sehstörungen, starke Bradykardie, Blockie-

	rung der Vorhofkammerüberleitung, Extrasystolie.
416	Vertauscht sind: 1a mit 2a; 1d mit 3d; 2b mit 4b; 3c mit 4c.
417	b, c (Lit. 21: S. 191)
418	1: b, d, f, g, h, j 2: a, c, e, i
419	a, b
420	Ih; IIa; IIIc; IVf; Vb; VIg
421	1b, 2c, 3a, 4d, 5e, 6f
422	Austreibungsgeräusche sind: Abgesetzt vom 1. HT, auf Austreibungsphase beschränkt, rauh; Punctum maximum für Aortenklappe: Aortenareal (Fortleitung in Carotiden), für Pulmonalklappe: Pulmonalareal Refluxgeräusche sind: Holo- oder pansyst. Geräusche, weich; Punctum maximum für Mitralklappe: Mitralareal (Fortleitung in Axillarlinie!), für Tricuspidalklappe: Tricuspidalareal!
423	a
424	c
425	Da in der Inspiration der venöse Zustrom zum rechten Herzen verstärkt ist und das Schlagvolumen des rechten Ventrikels größer; Syst. rechts länger, Pulmonalklappenschluß später!
426	Sehr leise, tieffrequent
427	b, c
428	Differenz zwischen den Kammerschlägen und den peripher getasteten Pulswellen (Lit. 21: S. 176)
429	1: Pleuropericardiale Verwachsungen 2: Pneumothorax 3: Thoraxdeformationen
430	Wenn die Klappe normal groß, der Durchstrom aber vermehrt ist.
431	d
432	a3, b2, c5, d4, e5, 6, f1
433	Im Pulmonalareal = 2. ICR links parasternal
434	a2, b1
435	Leiser 1. HT
436	1: a, e, f, h, j 2: b, c, d, g, i
437	Bei Vorhofflimmern
438	Bei Mitralstenose: Intervallgeräusch (vom 2. HT abgesetzt); rauh; Punct. max. im Mitralareal. Bei Aorteninsuffizienz: Sofortdiastolikum (frühdiast. Geräusch); weich; Punct. max.: 3. ICR
439	Das Membranstethoskop, weil sehr hochfrequentes Geräusch.
440	1b, 2b
441	Behauptung gilt nur, wenn HMV gleich groß geblieben ist. Sonst durch das veränderte HMV Änderung des Vorhofdruckes und Verfälschung des Stenosegrades. - Nein. - Abhängig von Vorhofdruck, evtl. Hochdruck des Patienten, Lage des Patienten, Diastolendauer.
442	1a, 2c, 3d, 4b
443	"Nekrosezeichen: Pathologische Q-Zacke, R-Verlust in Thoraxableitung Läsionszeichen: Schulterförmige ST-Hebung Ischämiezeichen: ST-Senkung" (Lit. 7: S. 396)
444	1: Dyspnoe, respiratorisch bedingte Pleuraschmerzen, blutiges Sputum, EKG: in Abl. II und III ein hohes

spitzes P, steigender Puls
1: Anamnese, Nüchtern- oder Hungerschmerz, bretthartes Abdomen, freies Gas im Abdomen (Lit. 7: S. 398) (Lit. 10: S. 113)
445 1b, 2c, 3a, 4d
446 Myogene Herzerkrankungen, Herzklappenfehler, Herzhypertrophie, abnorme körperliche Dauerbelastung
447 e
448 2a, 1b
449 f
450 a, b, e (Lit. 12: S. 78)
451 Pericarditis exsudativa (Lit. 12: S. 81)
452 Bei mehr als 5g/100 ml (Lit. 7: S. 351)
453 b (Lit. 7: S. 352)
454 a4, b1, c3, d2 (Lit. 3: S. 423)
455 c
456 e
457 Hypokaliämie
458 Embolektomie innerhalb der ersten 4 Stunden (Lit. 22: S. 459)

F. KRANKHEITEN DES ENDOKRINEN SYSTEMS

Lit. 1: S. 314-418
Lit. 3: S. 737-839
Lit. 6: S. 388-484
Lit. 17: S. 246-275

459 a, c, d, - b: Lipoidspiegel steigt an!
460 2, 3
461 b (Lit. 6: S. 395)
462 1, 2, 4 - 3: Die Intelligenz ist normal entwickelt.
463 Akromegalie
464 M. Cushing
465 Im eosinophilen Adenom der Hypophyse wird vermehrt Wachstumshormon gebildet.
466 Das sog. Akromegaloid muß abgegrenzt werden. "Dabei handelt es sich um einen familiären, konstitutionell bedingten Körperbautyp mit großem Unterkiefer, großen Händen und Füßen. Hormonale Störungen sind nicht faßbar." (Lit. 6: S. 398)
467 a (Lit. 3: S. 749)
468 b, c (Lit. 6: S. 397)
469 c, e (Lit. 17: S. 260)
470 d, e, f
471 b (Lit. 17: S. 246)
472 a
473 1b, 2a, 3c (Lit. 6: S. 402)
474 a, b, c, d - e: Schädigung der Hypophyse und Hypothalamus!
475 b, c
476 100-150 Gamma Jod
477 b
478 c (Lit. 21: S. 465)
479 e (Lit. 6: S. 415)
480 c (Lit. 17: S. 270)
481 c (Lit. 17: S. 269)
482 a: zentrale oder hormonelle Fehlregulierung
b: psychisches Trauma
c: "Jod-Basedow": Überempfindlichkeit gegen zugeführtes Jod
d: toxisches Adenom
e: Überdosierung von Schilddrüsenhormon
483 Nein, das vermehrt produzierte Schilddrüsenhormon bewirkt die Übererregbarkeit des Sympathicus und damit die erhöhte Frequenz des Herz-

484 Erst nach Reduktion zu elementarem Jod
485 Grenzbefund: 3,5 bis 7 Gamma % sind Normalwerte (Lit. 7: S. 926)
486 a: meist
b: nie
487 Vermehrte Kalkausscheidung durch die Niere führt zu Ausfällung von Kalksteinen im Urin
488 e
489 1b, 2c, 3d, 4a
490 b, e, f (Lit. 18: S. 134)
491 "In der ersten Phase (Jodid-Phase) wird die Jodaufnahme in die Schilddrüse gemessen, in der zweiten Phase (Hormonphase) ist festzustellen, wieviel Hormonjod in das Blut ausgeschüttet worden ist."
(Lit. 6: S. 405)
492 1: Jodraffung in der Schilddrüse;
2: Beschleunigung des thyreoidalen Jodumsatzes
493 Mittels der Radiojodszintigraphie
494 Der zuvor ruhiggestellte Schilddrüsenanteil kann zur normalen Aktivität "geweckt" werden.
495 b: das toxische Adenom verursacht keinen Exophthalmus
496 f
497 d: Augensymptome sind nicht Folge der vermehrten Inkretion, sondern eine hypophysäre Komplikation (Lit. 3: S. 765)
(Lit. 6: S. 410)
498 "Ist durch die antithyreoidale Therapie der periphere Thyroxinspiegel unter ein kritisches Maß gesunken, erfolgt eine reaktive Ausschüttung von thyreotropem Hormon, da die natürliche Bremse für die Hypophyse - das Thyroxin - fehlt. (Lit. 6: S. 414)
499 Die 2. Phase, die Jodisation
500 "Sie bewirken eine Hemmung der Jodination, verhindern also, daß das Jod überhaupt in die Schilddrüsenzelle gelangt."
(Lit. 6: S. 414)
501 Indikation: toxisches Adenom, substernale Struma, gravide Patientinnen mit schwerem M. Basedow
Kontraindikation: gleichzeitige Ophthalmopathie, thyreotoxische Krise
(Lit. 6: S. 414)
502 a, b, c (Lit. 21: S. 462)
503 a, b, d, e, f
(Lit. 6: S. 419)
504 "Der Kolloidkropf zeigt histologisch große, kolloidgefüllte Follikel, der parenchymatöse Kropf zahlreiche kleine Follikel, die relativ wenig Kolloid enthalten." (Lit. 6:S. 420)
505 Thyreoiditis
506 a, b, d, e
507 a, d
508 e: Frauen erkranken häufiger an Myxödem als Männer
509 Nein
510 e
511 Das Epithelkörperchenadenom hemmt durch übermäßige Parathormonausscheidung die Rückresorption der Phosphate in den Nierentubuli.

512	Primärer Hyperparathyreoidismus	525	c
513	1c, 2a, 3b	526	Wenn im Röntgenbild Verkalkungen der Nebennieren zu finden sind.
514	Zur Orientierung über die Kalziumausscheidung im Harn wird dieser mit einer sauren Oxalatlösung versetzt. Die entsprechende Trübung entspricht etwa der Kalziumkonzentration. Bei verringerter Kalziumausscheidung bleibt der Harn klar. (Lit12: S. 399)	527	1: Dexamethason-Hemm-Test: Hemmung der ACTH- und Kortisolproduktion. 2: Metopiron-Test: bei intakter HVL-Funktion Senkung des Blutkortisolspiegels, dadurch vermehrte ACTH-Ausschwemmung. (Lit. 18: S. 369)
515	Weil die hyperventilatorische Alkalose den ionisierten Kalziumanteil vermindert.	528	Der Kranke mit M. Cushing empfindet eine deutliche, rasche Änderung seines Aussehens und Befindens. Patienten mit "konstitutioneller Adipositas" sind zumeist schon als Kind dick.
516	b, c, e (Lit. 11: S. 717)		
517	c		
518	1b, 2c, 3d, 4e, 5a		
519	Addison-Krise	529	Conn-Syndrom (Lit. 6: S. 467)
520	Extreme Natriumverarmung mit Dehydratation	530	Primäres Adenom der NNR, idiopathische Hyperplasie der NNR, sek. Hyperplasie der NNR bei prim. basophilem Adenom des HVL.
521	Zuerst 50 mg Hydrokortison i. v., ferner als Dauertropfinfusion 200 mg Hydrokortison über den Tag verteilt; physiologische Kochsalzlösung mit 10% Glucose; evtl. Noradrenalin (Lit. 6: S. 462)		
		531	1b, 21, 3c
		532	Cushing-Syndrom
522	Auf einer Vermehrung der androgenen Hormonbildung in der NNR bei gleichzeitiger Minderung der Kortisolproduktion.	533	d: Komplikationen betreffen zumeist Herz- und Kreislaufsystem (Lit. 6: S. 466)
523	a, d, e	534	a, c, d, e
524	Grundlage ist eine genetisch bedingte Störung der Kortisolsynthese. Als Folge des erniedrigten Kortisolspiegels wird von der Hypophyse vermehrt ACTH abgegeben. Die vermehrten Kortisolvorstufen mit androgenen Eigenschaften virilisieren den Organismus. (Lit. 6: S. 468)	535	Durch die Gabe von Diuretika wird der ohnehin vorhandene Kaliumverlust noch vergrößert.
		536	Beobachtung der Eosinophilen nach 14, 16, 18 Stunden nach i. m. Injektion von 40 IE Depot-ACTH (Lit. 18: S. 378)
		537	Wasser wird retiniert, Verdünnungs- und Konzentrationsfähigkeit schlechter.

538 4, 3, 1, 2
539 2
540 Kortison ist ein Metabolit des Kortisols und kommt im menschlichen Körper nicht vor, da es sofort zu Kortisol rückreduziert wird.
541 b, d, e, f
542 1: Minderung der unspezifischen Resistenz des Organismus gegen Infektionen.
2: Myeloische Knochenmarkshyperplysie mit Lymphopenie
3: Förderung der Magen-Duodenal-Ulkusbildung bei disponierten Menschen.
4: Psychomotorische Unruhe, Schlaflosigkeit (Depressionen bei plötzlichem Absetzen der Kortisoltherapie)
5: Verminderung der Serumantikörper
6. Atrophie von HVL und NNR (Lit. 21: S. 448)
543 a
544 e
545 e
546 a
547 Diabetes mellitus (Lit. 3: S. 794)
548 c, a, d, b
549 Gefahr der Hypoglykämie
550 Wenn familienanamnestisch Diabetiker bekannt sind; bei Kindern von Big-Baby-Müttern; bei Kindern von Müttern mit mehreren Totgeburten.
551 d
552 1: a, c, g, h
2: b, d, e, f
553 d
554 Insulinmangeldiabetes bei Jugendlichen
555 a (Lit. 11: S. 641)
556 Nein. Als Grenze wird zumeist ein Blutzucker von 400 mg% angegeben. (Lit. 6: S. 445)
557 f (Lit. 6: S. 445)
558 Zunge: Diabeteskoma (Dk): trocken, belegt; hypoglykämisches Koma (Hk): feucht
Atmung: Dk: "Kußmaul"
Hk: flach
559 A: 1, 5, 6
B: 2, 3, 4
(Lit. 3: S. 815)
560 b, c, d, e
561 Diese Diät ist bei genügender Kohlenhydratzufuhr besonders fettarm
562 Möglichst nicht über 20 - 30% des täglichen Kalorienbedarfs
563 a, b, d
564 1 I.E. Altinsulin entspricht 2 g Harnzucker (Lit. 6: S. 445)
565 a, b (Lit. 12: S. 17)
566 d (Lit. 7: S. 33)
567 Extrainsuläre Glykosurie (zerebrale, entsprechend Zuckerstich CLAUDE BERNARDS, gesteigerte Gegenregulation bei übermäßiger Hypophysenvorderlappen-, Nebennieren- und Schilddrüsenfunktion), alimentäre Glykosurie, zyklische Glykosurien, renale Glykosurie, medikamentös verursachter Diabetes. (Lit. 7: S. 35)
568 Verfälschung durch Anwesenheit noch anderer optisch aktiver Stoffe; Fehler durch subjektive Beurteilung.
569 e
570 e (eine Glucagonwirkung!)

571 Das Insulin bedingt eine Vermehrung der Bildungsstätten des STH, dessen Effekt als Wachstumshormon an die Anwesenheit von Insulin gebunden ist und das antagonistisch zum Insulin den Glukosetransport durch die Muskelzellmembranen blockiert. (Lit. 21: S. 484)

572 Bei einer Glomerulosklerose (Kimmelstiel-Wilson)

573 b, c, d (Lit. 21: S. 488)

574 d ist falsch. Während einer Schwangerschaft wird auch Milchzucker ausgeschieden, der genau wie Traubenzucker positiv ausfallende Reduktionsproben liefert.

G. ERKRANKUNGEN DES STOFFWECHSELS

Lit. 1: S. 418-529
Lit. 3: S. 695-735
Lit. 6: S. 485-544

575 b, c (Lit. 6: S. 494)
576 a, c
577 b, c, d, e, f, g, h
578 Pickwick-Syndrom (Lit. 6: S. 488)
579 a
580 d
581 a: Die Erniedrigung der Konzentrationen beider Ionen übt eine synergistische Wirkung aus (Lit. 13: S. 862), vor allem auf die zelluläre Erregbarkeit.
582 b, c (Lit. 13: S. 865)
583 a, b, c (Lit. 13: S. 866)
584 a: 0,5 - 1 g
b: 1 g
c: 1,5 - 2 g

585 a, b, c
Zu d: "Im Augenblick der einsetzenden Heilung reißt das Knochengewebe gierig Kalzium und Phosphat aus der extrazellulären Flüssigkeit an sich." (Rapoport)
586 f (Lit. 6: S. 498)
587 b
588 Einen infantilen Skorbut, eine C-Avitaminose beim Säugling.
589 "1: Vitaminarme Kost.
2: Vitaminverarmung der Nahrungsmittel durch Lagerung, Konservierung, Schönung, Kochen.
3: Störung der Vitaminresorption bei Magen-Darm-Erkrankungen oder Acholie.
4: Änderung oder Beseitigung der physiologischen Darmflora durch Antibiotika.
5: Lebererkrankungen mit fehlender Vitaminspeicherung oder fehlender Stoffwechselwirkung des Vitamins.
6. Pharmaka mit Antivitamineigenschaft.
7. Erhöhter Vitaminbedarf während Wachstum, Schwangerschaft und Stillperiode."
(Lit. 3: S. 724)
590 c (Lit. 11: S. 667)
591 1h, 2g, 3f, 4e, 5d, 6c, 7a, 8b
592 Das stark nach rechts dilatierte Herz. Es kommt zur kardialen Insuffizienz mit Dyspnoe, Ödemen, Transsudat (Lit. 6: S. 501)
593 a, b, c
594 Da es sich um eine Herz-

	insuffizienz infolge metabolischer Störungen handelt, ist Digitalis ohne Thiaminmedikation wenig wirksam. (Lit. 6: S. 501)
595	2-6 mg% bei purinfreier Kost.
596	Probenecid ("Benemid"), Allopurinol, Sulfinpyrazon
597	d
598	a (Lit. 6: S. 543)
599	g
600	c: auf dem Weg über die Anregung der Kortisol-Produktion gewinnt Vitamin C Bedeutung für die Infektionsabwehr.
601	Zur sog. Osteomalazie
602	Vor allem c, aber auch a, b.
603	e: Diese Blutungen sind beim schweren Krankheitsbild anzutreffen.
604	d
605	c: Ist die glomeruläre Nierenfunktion vermindert, so steigt der anorg. Phosphor im Blut an, wodurch eine vermehrte Parathormonabgabe hervorgerufen wird, welche auf die Knochen im Sinne einer gesteigerten Osteoklasie (= sek. Hyperparathyreoidismus) einwirkt. (Lit. 7: S. 827)
606	b, d, h. g, i, j (Lit. 7: S. 931)
607	b

H. **KRANKHEITEN DER VERDAUUNGSORGANE**

Lit. 2: S. 1-177
Lit. 3: S. 514-666
Lit. 6: S. 545-696
Lit. 17: S. 85-198

608	Ösophaguskarzinom. Eine Dysphagie bei älteren Männern, die zudem Alkoholiker und Raucher sind, ist stark verdächtig auf ein Ösophagus-Ca!
609	a (Lit. 6: S. 564-566)
610	Herauswürgen gestauter Speisen aus dem Ösophagus ohne Brechreiz und Übelkeit.
611	Obere Speiseröhre: Jugulum Mittlere Speiseröhre: Herzgegend.
612	Röntgenologisch mit Kontrastmitteldarstellung, endoskopisch und bioptisch, zytologisch mit Tupfsonde nach Henning. (Lit. 17: S. 147)
613	1a, 2b, 3c (Lit. 17: S. 150)
614	Obere Enge durch den Plexus venosus pharyngeus. Mittlere Enge durch die bifurcatio tracheae. Untere Enge durch den hiatus oesophageus.
615	Ösophagusatresie mit Verbindung des unteren Ösophagusteiles mit der Trachea.
616	"Unbehandelt führt es durch Inanition etwa innerhalb eines Jahres nach klinischer Manifestierung zum Tode." Bei Operation in 27 bis 35% 5-Jahresheilung. (Lit. 6: S. 566)
617	"Von der idiopathischen Form spastischer Stenosen sind symptomatische Krampfzustände zu unterscheiden, z. B. bei Strychninvergiftung, Meningitis oder als Teil eines Irrita-

tionssyndromes bei Krankheiten der Nachbarorgane des Bauchraums oder der Ösophaguswand selbst." (Lit. 6: S. 567)
618 Kardiospasmus mit Atonie des Ösophagus
619 1a, 2b
620 Entzündliche Prozesse in der Nachbarschaft: tuberkulöse Bronchiallymphknoten, die die Ösophaguswand von außen trichterförmig ausziehen.
621 Weitstellung, Starre und Verlust des normalen Schleimhautreliefs
622 Plummer-Vinson-Syndrom
623 Eine Magenspülung ist bereits eine Stunde nach Einnahme der ätzenden Substanz kontraindiziert. Gefahr der Ösophagus- oder Magenperforation.
624 c, d
625 Milch trinken lassen; in hoher Dosierung Kortisonderivate geben; Infektprophylaxe durch Antibiotika; Kreislaufüberwachung.
626 Durch Drucksteigerung im Pfortaderkreislauf
627 Blutstillung durch Kompression mit der Doppelballonsonde nach Sengstaken-Blakemore
628 Gastroduodenale Ulzera, Hiatushernie, allgemeine "Blutungsübel" (z. B. Thrombopenie), Ösophagusvarizen. (Lit. 6:S. 576)
629 b (Lit. 6: S. 569)
630 Nachweis von starren Magenteilen ohne Peristaltik, Füllungsdefekt mit Abbruch der Schleimhautfalten, Störung der Entleerung durch starren,
verengten Pylorus. (Lit. 17: S. 161)
631 a, c
632 1: Achlorhydrie, Achylie
2: Perniciöse Anämie
3: Callöses ulcus
4: Polyposis des Magens
5: Lebensalter zwischen 40 und 60 Jahren
(Lit. 17: S. 161)
633 e
634 Magen-Ulcus-Blutung (60%), erosive Gastritis, Tumoren, Ösophagus-Varizen.
635 Häufige kleine Mahlzeiten, im Liegen einnehmen, wenig Zucker (Lit. 17: S. 171)
636 b, f, g
637 2, 3, 4, 5
638 a, b, c, e
639 e
640 Magen-Karzinom
641 0%
642 10% (Lit. 21: S. 328)
643 20-25% (Lit. 6:S. 600)
644 75%
645 1: polypös-papilläre Form
2: flaches mit geschwürigem Zerfall
3: Szirrhus
646 a, d, e, f, g
647 Geschwür im Wirkungsbereich des verdauungsaktiven Magensekretes
648 c
649 Ulcus duodeni
650 3: Der Ulkusschmerz beginnt selten ganz plötzlich
651 Magencarcinom (Lit. 17: S. 161)
652 1a, 2b
653 a, c
654 Die röntgenologisch am stehenden Patienten erkennbare sichelförmige Luftansammlung

655	Bekämpfung des Volumen-Mangelkollapses; Gabe von Hämostyptika und Schlucken kalter Getränke und Eisstückchen, sowie Unterkühlung. Kommt Blutung nicht zum Stehen, muß operativ eingegriffen werden. (Lit. 3: S. 559)		flüchtige Zellinfiltrate, oberflächliche Epithelläsionen.
		678	Akute Gastritis
		679	1, 2
		680	c
		681	3
		682	1b, 2c, 3d, 4a
		683	1: Bei Hypoparathyreoidismus
656	Organische Pylorusstenose		
657	1b, 2a, 3d, 4c		2: Beim Karzinoid (Lit. 21: S. 337)
658	Peptische Andauung einer Blutgefäßwand im Boden des Ulcus		
		684	"Gliadinschock" bei Zöliakie der Erwasenenform (Lit. 21: S. 337)
659	a		
660	d: Eine hypertrophische Gastritis gibt es nicht. (Lit. 21: S. 327)	685	Whipplesche Krankheit (Lipodystrophia intestinalis)
661	d (Lit. 17: S. 169)	686	c
662	c	687	a, d
663	c	688	c (Elektrolytresorption) (Lit. 21: S. 333)
664	Hauptsächlich Salizylsäure, Brom, Digitalis		
		689	b
665	Übelkeit, Erbrechen, Aufstoßen, Appetitlosigkeit (Lit. 17: S. 158)	690	b, e
		691	c, d
		692	Zuerst die Gärungsdyspepsie (Lit. 6: S. 619)
666	a, d		
667	b, c	693	Durch seinen Gehalt an Tannin, einer Gerbsäure, die vor allem als Tanninalbuminat auf Grund seines adstringierenden Effektes obstipierend wird.
668	c		
669	Bei Fehlen der Salzsäure im Magensaft (Anazidität) verbunden mit dem Fehlen der Fermentproduktion im Magen.		
		694	e
670	b, c	695	c, d
671	Nüchternsekretion, Reizsekretion nach max. Stimulation mit Histamin oder Betazol, und Nachsekretion (Lit. 17: S. 157)	696	Normale Pankreasfunktion bei Sprue durch Funktionstests nachweisbar
		697	b
		698	a
672	4	699	a, b, c, e
673	3 (Lit. 17: S. 157)	700	b
674	d	701	3: Es kommen 20-60 Stuhlentleerungen am Tage vor. (Lit. 6: S. 623)
675	d		
676	5		
677	Hyperämie, Ödem der Schleimhaut mit Auseinanderdrängung der Düsen,	702	Spätform einer Colitis ulcerosa.

703	Solche Speisen, die im Dünndarm völlig resorbiert werden.
704	Paralytischer Ileus
705	Verdacht auf Dickdarmkarzinom
706	Digitale Enddarmuntersuchung, Proktoskopie und Rektoskopie mit gezielter Probeexcision, retrograde Röntgenkontrastdarstellung.
707	1b, 2d, 3c, 4a
708	c (Lit. 6: S. 634)
709	a
710	Freische Probe (Lit. 6: S. 645)
711	Auf Stauung (kardial, Vena cava) oder Hypalbuminämie verschiedener Ursache
712	a, c, e, f
713	b, d
714	1b, 2a, 3c
715	Eine als Eiterkonglomerat abgekapselte Peritonitis im Bereich des Appendix
716	b
717	b, c
718	e
719	1: b, e, f 2: a, c, d
720	Die angeborenen Divertikel werden von allen Wandschichten der Darmwand gebildet, bei den falschen (erworbenen) hat sich die Schleimhaut mit Submukosa wie eine Hernie durch präformierte Lücken in der Muskularis gezwängt. (Lit. 6: S. 630)
721	c, d
722	a, b, c, d
723	Im Vordergrund der Obstipationsbehandlung stehen Stuhldisziplin und diätische Therapie.
724	4: Eine negative oder verzögert ansteigende Widalsche Reaktion darf, zumal bei frühzeitiger Chloramphenicoltherapie, niemals als Beweis gegen eine Typhusinfektion gewertet werden!
725	Karzinoidsyndrom mit ausgeprägtem typischen Flush
726	1. Stadium: Beginnende Zirrhose mit flg. Trias: (a) Leberanamnese (Alkohol, Hepatitis, Cholangitis, Ernährungszustand) - (b) palpable, derbe Hepatomegalie - (c) Urobilinogenurie im Morgenharn 2. Stadium: Kompensierte Zirrhose, Zeichen einer Leberinsuffizienz nachweisbar 3. Stadium: Dekompensierte Zirrhose mit portaler Stauung, Aszites, Meteorismus, Caput medusae, Ösophagusvarizen (Lit. 7: S. 668)
727	Die zuvor vergrößerte Leber ist verkleinert, oft wegen des Ascites nicht zu fühlen; Milz vergrößert
728	Auf eine Cholostase sowohl extrahepatisch, als auch intrahepatisch
729	Myelom
730	c
731	b (Lit. 12: S. 266)
732	f
733	Müdigkeit, Appetitlosigkeit, Fettintoleranz, Druck und Völlegefühl im rechten Oberbauch.
734	Hämochromatose
735	c
736	1b, 2a, 3c

738	Konstitutionelle Hyperbilirubinämie nichthämolytischer Natur (Meulengracht)	758	a (Lit. 17: S. 103)
739	a	759	Weilsche Krankheit, Ikterus infectiosus
740	Gallenfarbstoff, der aus dem Blutabbau stammt, wird nicht mit Glucuronsäure konjugiert, ist also nicht harnfähig und bewirkt im Blutstrom kreisend einen leichten Ikterus.	760	c (Lit. 17: S. 103)
		761	c
		762	c
		763	Ja
		764	b
		765	1c, 2a, 3b, 4d, 5e
		766	Leberpunktion, Laparoskopie (Lit. 17: S. 110)
741	Papilla-Vateri-Karzinom (Lit. 7: S. 678)	767	b (Lit. 7: S. 651)
742	b, c	768	Weil die akute Hepatitis (manchmal zu einer Vermehrung der alkalischen Phosphataseaktivität im Serum führend) von einer Cholostase begleitet werden kann!
743	1b, 2c, 3a		
744	a, b (Lit. 21: S. 358)		
745	d		
746	Bei Anwesenheit von genügend Amyloid verschwindet injiziertes Kongorot beschleunigt aus der Blutbahn aufgrund der selektiven Bindung an das Amyloid		
		769	Hämolytisches Syndrom
		770	Nach portokavalem Shunt. Es manifestiert sich in Form des "periodischen Stupors". (Lit. 21: S. 363)
		771	d
747	Chronisch-entzündliche Prozesse	772	4 (Lit. 3: S. 643)
748	b	773	a
749	a (Lit. 12: S. 268)	774	a, b
750	M. Wilson (Lit. 3: S. 644)	775	c
751	f	776	Wahrscheinlich; Aktivitäten über 500 IE sind beweisend, wenn eine schwere Vergiftung ausgeschlossen werden kann.
752	Akute gelbe Leberdystrophie		
753	Nichtausgeheilte Hepatitis, ständige Gifteinwirkung, chr. rezidivierende Entzündung der Gallenwege, Mangelernährung, cardiale Stauung		
		777	1 IE bezeichnet diejenige Enzymaktivität, die bei 30°C den Umsatz von 1 MyMol Substrat in einer Minute bewirkt. (Lit. 12: S. 254)
754	Akuter Leberzelluntergang	778	Gestörte Leberfunktion, Vit.-K-Mangel
755	Noch nach Jahren sind Virusübertragungen durch Blut möglich.	779	Auf eine schwere nekrotisierende Form der Hepatitis.
756	Nein		
757	Bei Beginn des fortschreitenden Umbaus mit Untergang des Parenchyms und Ausbildung von Pseudolobuli (Lit. 15: S. 125)	780	Hämorrhagische Diathese (Quickwert unter 70%), akute diffuse entzündliche Prozesse der Leber, Stauungsleber, Verdacht

auf Leberabszesse, - Echinokokken, Spätstadium der Leberzirrhose.
781 Aktivität der GPT muß höher liegen als diejenige der GOT. (Lit. 3: S. 619)
782 Die Bestimmung der spezifischen Leberenzyme ist sinnlos, da diese erst bei ausgeprägteren Leberschäden, also auch höheren Transaminasewerten im Serum ansteigen.(Lit. 18: S. 473)
783 Der Nachweis, daß keine Infektion stattgefunden hat, läßt sich bisher durch Enzymbestimmungen nicht führen; im Prodromalstadium findet man einen zunehmenden Enzymanstieg im Serum.
784 4
785 5
786 5
787 Bei Schwangeren, da Tetracycline hemmende Wirkung auf wachsendes, besonders fötales Knochengewebe haben.
788 2: Frauen erkranken 4-mal so häufig am Gallenblasenkrebs wie Männer. (Lit. 6: S. 688)
789 Bei längerdauerndem Choledochusverschluß; nicht länger als 4 Wochen warten.
790 Leeraufnahme des Oberbauchs (Ausschluß von Kalksteinen), fettarme Kost, mildes Abführmittel, Entgasen des Darms.
791 Durch eine Reizmahlzeit mit Fett und Eidotter
792 "Schwerste, oft Stunden anhaltende, anfallsweise exazerbierende Schmerzen im rechten Oberbauch mit Ausstrahlungen in die rechte Schulterblattgegend, Herzklopfen, Tachykardie, Schweißausbruch, Erbrechen von Galle." (Lit. 6: S. 678)
793 Akute Cholezystitis
794 Nahrungs- und Genußmittel, die zur Verdauung einer größeren Menge Galle bedürfen, sind zu vermeiden.
795 1, 2, 3, 4, 5, 6
796 Bettruhe, Wärmeapplikation auf Gallenblasengegend, neben Gabe von schmerzlindernden, sedierenden und spasmolytischen Medikamenten; prophylaktisch Antibiotika.
797 Ulcus duodeni oder ventriculi, akute Appendicitis, akute Pankreatitis, Ulkusperforation, Hiatushernie und rechtsseitige Nierenkolik, Herzinfarkt.
798 Gabe von Atebrin oder Acranil
799 a, b, d (Lit. 20: S. 722)
800 1c, 2a, 3b
801 Halogenierte Derivate des Phenolphthaleins sind röntgenkontrastgebend und werden zudem in der Galle konzentriert.
802 Akute Pankreatitis (Lit. 17: S. 126)
803 a
804 a, e, f (Lit. 17: S. 126)
805 Pankreaskopfkarzinom oder chron. Pankreatitis
806 Die Amylasekonzentration kann im Blut bereits normal sein, während sie im Harn immer noch erhöht ist.

807 Durch Abflußstauung fließen die Enzyme nicht mehr in den Darm, sie werden aktiviert und leiten durch aktiviertes Lysolecithin eine Selbstverdauung (Autodigestion) ein.

I. KRANKHEITEN DER NIERE UND DER ABLEITENDEN HARNWEGE

Lit. 2: S. 179-252
Lit. 3: S. 955-970
Lit. 6: S. 763-825

808 20 - 30 mg%
809 Konzentration der Einzelelektrolyte bei Gegenüberstellung von Kationen und Anionen nach Bindungsvermögen in mval/l
810 a3, b6, c5, d4, e2, f1
811 a, b, d
812 d
813 a, b, c
814 d
815 1c, 2d, 3b, 4e, 5a
816 b, c, f (Lit. 2: S. 188)
817 a, c, e
818 d
819 Nierenepithel: meist Zylinder, oder kleine Zellen mit großem Kern; Epithel aus Harnwegen: größere Zellen (rund, oval, manchmal im Verband) oft auch geschwänzte Zellen. (Lit. 2: S. 189)
820 b, d, f (Lit. 2: S. 189)
821 d
822 c
823 b
824 c
825 Harnstoff, Harnsäure, Kreatin, Kreatinin, Aminosäuren
826 1g, 2e, 3b, 4f

827 a: akuter Entzündungsprozeß oder Streuherd;
b: frischer oder subakut schwelender endokarditischer Prozeß;
c: Blutdruckerhöhung, - besondere Beachtung des diastolischen Wertes;
d: Herzinsuffizienz, Klappenfehler;
e: Hinweise auf allgemeine Gefäßsklerose;
f: Betrachtung des Augenhintergrundes;
g: Allgemeinzustand, Dyspnoe, Trübung des Sensoriums.
828 Bimanuell, bei schlaffen Bauchdecken unter dem Rippenbogen (rechts besser als links)
829 1e, 2b, 3a, 4c, 5d
830 Bei Verdacht auf Tuberkulose, Konkrementbildung, Blasentumoren, Rechts-Links Differenzierung usw.
831 1f, 2d, 3a, 4g, 5e, 6b, 7c
832 e
833 a, b, c, d, e
834 c, f, g
835 Konzentrierungs-(und Verdünnungsversuch), Farbstoffreste, Clearancebestimmungen
836 a: gutes Konzentrationsvermögen;
b: eingeschränktes Konzentrationsvermögen (obwohl renale Insuffizienzerscheinungen kaum auftreten);
c: weitgehender Verlust der Konzentrationsleistung;
d: fixierte Isosthenurie
837 Unzureichende Abnahme des spez. Harngewichts, Halbstundenportionen differieren quantitativ wenig,

nach 4 Std. ist nur ein mehr oder weniger großer Teil der Trinkmenge ausgeschieden. (Lit. 2: S. 199)

838 13 + 22 = 35 (normal, bei Werten über 30)

839 Plasmaspiegel und Harnkonzentration harnpflichtiger Substanzen werden zueinander in Beziehung gesetzt.

840 Clearance = $\dfrac{U \cdot V}{p}$

p = Plasmakonzentration (mg %)
V = Harnkonzentration (mg %)
U = Harnmenge ($\dfrac{ml}{min.}$)

841 c

842 Harnstoff   75 ml/min.
Kreatin   130 ml/min.

843 c

844 b

845 1d, 2c, 3a, 4b

846 Akute Niereninsuffizienz auf der Basis von kreislaufbedingten, toxischen infektiösen bzw. allergischen Schädigungen des Kanälchensystems. (Lit. 2: S. 206)

847 c

848 Um eine Auswirkung einer Antigen-Antikörperreaktion - wobei Bakterienstoffe, Toxine usw. als Antigene in Betracht kommen.

849 Subjektiv: Kopfschmerzen, Lendendruck, Abgeschlagenheit; Objektiv: Ödeme (Gesicht, Genitale, Extremitäten), Blutdruck mäßig bis deutlich erhöht (syst. wie diast.), Proteinurie + Hämaturie.

850 a, d

851 a: Syst. Drucksteigerungen über 200 (sprechen gegen akute Nephritis);
b: Herzhypertrophie und Hochdruckveränderungen am Augenhintergrund weisen auf längeres Bestehen der Hypertonie hin. (Lit. 2: S. 210)

852 a: Strenge Bettruhe (noch 2-3 Wochen nach Normalisierung des Blutdrucks);
b: Nahrungs- und Flüssigkeitskarenz;
c: salzarme Kost (mit langsamer Steigerung der Kochsalzzufuhr);
d: bei entzündlichen Vorkrankheiten: Herdsanierung unter Penicillinschutz.

853 LÖHLEIN' sche Herdnephritis; Antibiotika nach Erregeridentifizierung und Resistenzprüfung

854 Ob er eine morgendliche Schwellung der Lider bemerkt, oder ob Unterschenkel und Knöchel periodisch geschwollen sind. (Lit. 2: S. 213)

855 Ödeme des Magen-Darm-Traktes, Pleuraergüsse und Flüssigkeitsaustritte in die Alveolen.

856 b, d, e, g, h

857 Trübes Serum (Lipämie), BSG: Werte um 100 in der ersten Stunde, Gesamteiweiß: 3,5-5%, Elektrophorese: Albumine, Alpha$_1$, Gamma-Globuline vermindert, Alpha$_2$, ß-Globuline erhöht, Cholesterinerhöhung; Harnstoff und Rest-Stickstoff meist erniedrigt.

858 c

859 a
860 Bei der chr. Verlaufsform bereits frühzeitig Niereninsuffizienz
861 c: ACTH und Glukokortikoide
 d: Antibiotikatherapie (Lit. 2: S. 215)
862 Kimmelstiel-Wilson (Diabetische Glomerulosklerose)
863 Weil die Zuckerkrankheit mit ihrer Neigung zu Gefäßveränderungen und Abwehrschwäche gegen Infektionen zu Nierenerkrankungen prädestiniert.
864 Optimale Stoffwechseleinstellung mit Diät und Insulin (Lit. 2: S. 216)
865 a
866 Beides sind Syndrome in der Spätschwangerschaft mit Ödemen, Proteinurie und Blutdruckanstieg, wobei zur Eklampsie noch zentral nervöse Erscheinungen auf Grund cerebraler Gefäßspasmen kommen. (Lit. 2: S. 217)
867 Proteinurie (bis 10 Promille und mehr), Sedimentbefund: kaum Ery, vermehrt Leuko, wenig hyaline und granulierte Zylinder, Epithelien; Blutduck: diastolisch + systolisch erhöht, Gefäßveränderung am Augenhintergrund, Rest-Stickstoff etwa normal.
868 d
869 Bettruhe, salzarme Diät, wenn Rest-Stickstoff normal: eiweißreiche Kost, Glykoside bei Herzinsuffizienz; bei anhaltendem Hochdruck: Rauwolfiapräparate, u. U. Diuretika: Chlorothiazid, Hydrochlorothiazid (Lit. 2: S. 213)
870 a, c d
871 a: Oligurische Phase
 b: Polyurische Phase
 c: Erhohlungsphase mit Normalisierung der Harnausscheidung.
872 Polyurische Phase: (Harnmenge über 1000 ml/die) - subjektive Besserung; Klinisch: Nicht selten Elektrolytverluste durch Polyurie mit Magen-Darmatonie, schlaffe Lähmung usw. Clearanceuntersuchung: beträchtliche Einschränkung von Nierendurchblutung, Glomerulusfiltration und tubulärer Leistung. (Lit. 2: S. 223)
873 b, c, d, e (Lit. 2: S. 223)
874 a, b
875 c, e, f
876 b
877 RR: systolisch über 200 mg Hg, stärkere Einschränkung der Clearancegrößen, leichte Proteinurie, Abnahme der Konzentrationsfähigkeit, Zunahme des Reststickstoffs, Gefäßveränderungen am Auge.
878 Maligne Hypertonie
879 a: Hämatogener bzw. lymphogener Weg: Fokalerkrankungen;
 b: Intra-kanaliculärer Weg: Abflußbehinderung in den ableitenden Harnwegen, oder Ascension besonders virulenter Keime oder iatrogen.
880 Subjektives Befinden: Lendenschmerz, Mattigkeit,

	Kopfschmerzen; Objektives Befinden: Druck- oder Klopfempfindlichkeit eines oder beider Nierenlager; RR: normal; Ödeme, Temperatur meist erhöht; Harn: geringe Proteinurie, konstante Leukozyten (bis zu massiver Pyurie), weniger Ery., u.U. Leukozytenzylinder, Glitzerzellen, Bakteriurie (100.000/ml) BSG: Beschleunigt, Elektrophorese: entzündliches Reaktionsbild. (Lit.2: S.233/234)
881	a, c, e, f, h
882	Zur chronischen Niereninsuffizienz
883	Schwellung der Kelchhälse, Verklumpung und Deformierung von Papillen und Fornices (Lit.2: S.235)
884	c, d, e
885	Bettruhe, reichliche Flüssigkeitszufuhr, antibakterielle Behandlung mit Antibiotika und Sulfonamiden nach bakteriologischer Identifizierung und Resistenzbestimmung (Lit.2: S.236)
886	Chron. interstitielle Nephritis mit mäßiger Proteinurie, Hochdruck, Zeichen unterschiedlicher Niereninsuffizienz, Anämie, gelbgrauem Hautkolorit mit Pigmentierung auf Grund des Mißbrauchs phenacetinhaltiger Antineuralgika.
887	Kopfschmerzen, Schlafstörungen, Mattigkeit, Appetitlosigkeit, Gewichtsverluft, Polyurie, heftiger Durst, gelblich blasse Haut, trockene, mißfarbig belegte Zunge; im fortgeschrittenen Stadium: anämische Symptomatik; Erbrechen, Durchfall, Exsikkose, Benommenheit, Kußmaul'sche Atmung. (Lit.2: S.238)
888	3a, 1b, 2c (Lit.2: S.238)
889	a: Eiweißfreie Kost nur für wenige Tage bei akuter Verschlechterung; b: Besser Na-Bicarbonat oder -Zitrat; c: Bei Kalziummangel vor Korrektur der Azidose; d) Keine Wirkung; e) Kalium-Senkung (Lit.2: S.240)
890	1b, 2f, 3e, 4g, 5a, 6c, 7d (Lit.2: S.240)
891	Nierensteinleiden
892	Hydronephrose, aszendierende Infektion oft mit schleichendem Übergang in eine Niereninsuffizienz. (Lit.2: S.241)
893	c, e, f
894	1c, 2d, 3c, 4a, 5a, 6a, 7d, 8d
895	a: Primärer H.: Adenom oder Hyperfunktion eines oder mehrerer Epithelkörperchen mit Kalzium- und Phosphatmobilisierung aus dem Skelettsystem; b: Sekundärer H.: Reaktive Hyperplasie der Epithelkörperchen auf Plasmaphosphatanstieg bei verminderter Glomerulusfiltration
896	c: weil in dem von dem alkalisierenden Erreger geschaffenen Milieu Phosphat besonders leicht ausfällt.
897	Spasmolytisch: (Atropin, Buscopan u.a.) sowie analgetisch: (Novalgin) oder

898 Kombinationspräparate
a: Behandlung einer evtl. vorhandenen chron. Harnweginfektion. Verabreichung von Al(OH)$_3$-Gel (Reduktion der Phosphataufnahme); eiweißreiche Diät (Harnsäuerung)
b: Meidung von Beerenobst, Schokolade, Rettich usw.
c: Fahndung nach Gicht, purinarme und fleischarme Kost, laktovegetabile Kost, alkalische Mineralwasser
(Lit. 2: S. 244)

899 a: Trinken reichlicher Flüssigkeitsmengen;
b: Gabe von Hypophysin im Wechsel mit krampflösenden Mitteln;
c: Intensive körperliche Betätigung;
d: Ureterdilatation;
e: Extraktion mit der Schlinge (Zeiß);
f: Spaltung eines Ureterostiums

900 a, b
901 Aplasie, Dysplasie, Dystopie, Zystennieren
902 c
903 1. Form: Zysten glomerulärer Herkunft, ohne Anschluß ans Tubulussystem, somit funktionslos; diese Form überwiegt in kindlichen Fällen und führt in den ersten Lebensmonaten oder -jahren zum tödlichen Nierenversagen;
2. Form: Zysten des proximalen und distalen Tubulussystems; besitzen teilweise einen Abfluß über die Sammelröhren; kommen hauptsächlich bei Erwachsenen vor; mittlere Überlebenszeit: 10 Jahre
(Lit. 2: S. 247)

904 Mit Hilfe der Kontrastfüllung durch das Röntgenbild, das ein charakteristisch deformiertes Hohlsystem zeigt.

905 Ja, durch intravenöse und retrograde Pyelographie, wobei Organvergrößerung, knotige Verwölbungen nach außen, Füllungsdefekte, Ureterabknickungen zu erkennen sind

906 d
907 1e, 2c, 3d, 4e, 5b, 6e, 7a, 8c, 9b, 10b, 11c, 12e, 13e

908 Gewöhnlich eine fleckige Trübung im Harn, im Sediment: reichliche Leukozyten (oft massive Pyurie), wenige Erythrozyten, Platten- oder Rundepithelien, oder geschwänzte Epithelien, Bakteriurie, Schleimsekretion
(Lit. 2: S. 251)

909 a: Chron. Entzündungsvorgänge;
b: Dauerreizungen bei Steinleiden;
c: Einwirkung kanzerogener Substanzen (Anilin, Benzidin u. a.)

910 b

K. GENETIK

Lit. 2: S. 662-682
Lit. 3: S. 865-881
Lit. 6: S. 480-482

911 c (Zahl der X-Chromosomen minus 1)
912 c
913 a: 2, 3, 5, 6, 8, 9, 10;
b: 1, 4, 7, 11, 12

914 Chromosomen: XXY-Zustand (echtes Klinefeltersyndrom) oder Mosaikbefunde wie XX/XXY, XY/XXY. Merkmale: leicht verminderte Intelligenz, überdurchschnittliche Körperhöhe, abnorm kleine Hoden, Azoospermie (bei XY/XXY ist Zeugungsfähigkeit erhalten, vermehrte Gonadotropinausscheidung im Urin, meist Gynäkomastie mäßigen Grades.
915 a: Geringe Resistenz gegen Infektionen der Luftwege
b: Herzfehler und andere Mißbildungen häufig
916 c, e, f, i
917 e
918 e (Lit. 2: S. 669)
919 Es brechen 2 Chromosomen gleichzeitig, wobei die Fragmente in vertauschter Position wieder anheilen.
920 c, e, f
921 a: 2, 6
b: 12, 19, 13
c: 16, 20, 7, 10
d: 8, 14
e: 18, 7, 9, 11, 4
f: 1, 3, 5, 15, 17
922 a: Polydaktylie, Schwachsinn, Retinopathie, Fettsucht, gelegentlich Hypogonadismus;
b: Thrombozytopenie, Anämie, Leukopenie, Minderwuchs, Pigmentflecken, Nierendystrophie, multizystische Nieren, Herzfehler;
c: periportale Fibrose, Vermehrung der kleinen Gallengänge, Lebervergrößerung, Milzvergrößerung, portale Hypertension, blutende Ösophagusvarizen, Zystennieren.
923 Es liegt kein Enzymdefekt vor, weil das normale Allel die Enzymproduktion aufrecht erhält (Lit. 2: S. 675)
924 Dominante Erbleiden betreffen bevorzugt die Gewebsstruktur oder die Morphologie von Organen, während rezessive hauptsächlich den Stoffwechsel betreffen, doch gibt es Ausnahmen.
925 a; 1
926 b
927 f
928 c, d
929 b, e, f, g
930 Wenn eine Krankheit bei eineiigen Zwillingen mehr als 4-fach häufiger gemeinsam vorkommt als bei zweieiigen.
931 Lebensalter, Ernährung, Geschlecht, endokrine Einflüsse (Lit. 2: S. 681)
932 b, e (Lit. 2: S. 681/682)

L. KRANKHEITEN DES RHEUMATISCHEN FORMENKREISES

Lit. 2: S. 535-577
Lit. 3: S. 1023-1046
Lit. 6: S. 140-179
Lit. 17: S. 287-288 u. 333-342

933 a: Permeabilitätsstörung an der Zellmembran durch Antigen-Antikörper-Komplex;
b: Diffusion toxischer Substanzen aus der Zelle unter Mitwirkung von

spez. Enzymen;
c: Aktivierung proteolytischer Fermente (UNGAR 1953) und durch Proteolyse Freisetzung von Mediatorstoffen.
(Lit. 2: S. 538)
934 a, c, d, i
935 a: Spasmen der vaskulären und extravaskulären glatten Muskulatur;
b: Vasomotoren- und Zirkulationsstörungen;
c: Wirkung auf das Nervensystem;
d: Wirkung auf das Bindegewebe;
e: Schädigung der Parenchymzellen (Leber, Epidermis, usw.);
f: Entzündliche Reaktion sensibilisierter Gewebe
936 Ja, a: Veränderung der Körpertemperatur;
b: Eosinophilie des Knochenmarkes und peripheren Blutes;
c: "Widal'sche Krise"
937 Nach 10-20 Minuten im Injektionsfeld: helle Quaddel mit rotem Hof, ein die tieferen Gewebe durchsetzendes Ödem, evtl. kann zentrale Rötung Blutaustritte zeigen und später in Nekrose übergehen.
938 Eine hyperergische Reaktion (Lit. 7: S. 291)
939 Lunge: Akutes Emphysem und Ödem;
Leber: Pralle Schwellung (Ödem) mit aufgelockerter Läppchenzeichnung;
Gefäße: Hyperämie der Bauchorgane, Blutfülle der Pfortaderäste, ödematöse Schwellung der Gefäßwände.
940 f
941 Sessile Antikörper: intrakutane Injektion des korrespondierenden Antigens führt beim Vorhandensein spez. Antikörper zu hyperergischer Reaktion;
Zirkulierende Antikörper: passive Übertragung auf normalen Organismus, wodurch dieser sensibilisiert wird.
942 a: Zweite oder mehrfache Reinjektion des Allergens;
b: Unspezifische Einwirkungen wie Fieber, Insulinschock;
c: u. U. auch Wachstumseinflüsse (Klimakterium, Pubertät usw.)
943 c (Lit. 2: S. 545)
944 1c, 2a, 3b
945 Allergie: Fakultative Andersempfindlichkeit durch Antikörperdiathese;
Allergische Krankheit: Ausdruck einer Funktionsstörung, ausgelöst durch eine Antigen-Antikörper-Reaktion. (Lit. 2: S. 547)
946 a: Konstitution;
b: Exposition;
c: Lebensalter;
d: Reagibilität.
947 Ja, es gibt einen dominanten Erbgang obiger Krankheiten, wobei aber nicht das Symptom (die entsprechende Organerkrankung), sondern nur die Anlage zur quantitativ abnorm gesteigerten Sensibilisierbarkeit vererbt wird. (Lit. 2: S. 548)
948 Nein, alle Menschen besitzen die Eigenschaft der "Sensibilisierbarkeit", die aber meist nur bei intensiver Exposition, bei Kontakt mit antigenkräftigen

Substanzen oder nach Injektion antigenstarker Medikamente in Erscheinung tritt.
949 1: a, m, f
2: d, i, k, b
3: c, n
4: h, b
5: e, l
950 c, d, f, h (Lit. 2: S. 550)
951 f
952 e
953 b
954 2a, 5b, 7c bei Hochempfindlichkeit, 8c
955 Wenn an der Injektionsstelle nach 20 Min. eine Quaddel mit rotem Hof sich bildet.
956 a: Intrakutane Injektion von antikörperhaltigem Patientenserum in die Haut einer gesunden, nicht allergischen Person;
b: Nach 24-28 Stunden Allergen in dieselbe Stelle;
c: Nach weiteren 20 Min. Frühreaktion (hyperergische Entzündung mit Rötung und Quaddelbildung) (Lit. 2: S. 555)
957 b, c, f, g, i, m
958 Ja, aber die Beweiskraft ist an eine sehr subtile Methodik gebunden.
959 a: Anlegen einer Abschnürbinde proximal von Injektionsdepot.
b: Um- und Unterspritzung des Injektionsdepots mit 0,3 ml Adrenalin 1:1000 subkutan.
Abwarten unter ständiger Beobachtung von Blutdruck und Puls.
960 a, b, d, f, g, h
961 b, c
962 "Serumkrankheit", wobei Eosinophilie, Familienanamnese, Inkubationszeit, Ähnlichkeit der Symptome mit den Schockfragmenten für eine Allergie sprechen.
963 Ja, durch aktive Immunisierung. (Lit. 17:S. 295)
964 Desensibilisierende Behandlung
965 a, b, e
966 Euphyllin-Calcium
Adrenalin 0,3 - 0,5 ml (1:1000),
bei schon länger andauerndem Status: Beginn einer Cortisontherapie: Prednisolonpräparate 50-150 mg (i. v.) - später Übergang auf perorale Behandlung verbunden mit langsamer Reduktion (Lit. 2: S. 563)
967 Ja, durch röntgenologische Darstellung, wenn 15 - 20 Min. nach duodenaler Allergenverabreichung erneut eine Breipassage angeschlossen wird.
968 a, c, f, g, h (Glutene-Kleberciweiß)
969 Allergischer Kreislaufschock, Dysbasia intermittens und andere periphere Angiospasmen, essentielle Blutdruckanomalien, Angina pectoris spuria.
970 a, c
971 Ausblendung am Fixationspunkt (Gegenüber kann nur bei tangentialer Fixation in seinen einzelnen Zügen gesehen werden), periphere Einschränkung des Gesichtsfeldes.
972 a: Periodisch auftretende Anfälle;
b: Steigerung der einzelnen

Symptome in der Reihenfolge Unbehagen, Unruhe, Wärmewellen über Arme, Hände, Kopf und Rumpf; Schweißausbrüche, Brechneigung; Gesichtsausfälle, heftiger werdende Kopfschmerzen, Erbrechen.

973 a: 4, 5
b: 1
c: 7
d: 1, 2, 3, 4, 6
e: 7
f: 7, 4
g: 7
974 c
975 a, b, c, d, e
976 a: bei manchen (vasolabilen Menschen): mechanische Reizung der Haut.
b: bei anderen: Einwirkung von Licht, Wärme, Kälte.
c: bei wieder anderen: Trauma (Gewebszerstörung) Bluterguß oder Malignom.
977 a, e
978 a: Allergenkarenz
b: Zugabe von Tannin zu den Mahlzeiten, Acid. hydrochloricum 25% (je Mahlzeit 20 gtt zum Getränk), Pancreon
c: Antihistaminika
d: Kalzium - evtl. Corticoide (Lit. 2: S. 569)
979 b, f, i, l: f a l s c h
a, d: sind die wichtigsten Plasmaveränderungen!
e, g, h, k: "Widal'sche Krise"
c: sehr selten! Kann aber schon bei positivem Hauttest auftreten.
m: kann möglich sein! Blutwerte müssen in kurzen Zeitfolgen systematisch geprüft werden! Bei Knochenmarkpunktat: deutliche Eosinophilie!
980 d (Lit. 2: S. 571)
981 Bei Sulfonamidbehandlung: stumme Sensibilisierung gegen die determinante paraständig substituierte NH_2-Gruppe;
Bei Novocaininjektion: es kommt zu einer allergischen Reaktion, weil Novocain ebenfalls eine paraständige substituierte Aminogruppe besitzt (Crossreaktion) (Lit. 2: S. 572/573)
982 b, g
983 a: Ausschaltung der Noxen;
b: Mittel, die eine Resorption des nicht meidbaren Allergens zu verhindern suchen;
c: eine spez. Modifizierung der Antikörperbildung;
d: Klimakuren;
e: Psychotherapie;
f: symptomatische Behandlung;
g: Antihistaminkörper;
h: ACTH und Glucokorticosteroide. (Lit. 2: S. 578)
984 a: bei Inhalationsallergien;
b: bei Nahrungsmittelallergien;
c: zur Verhütung des Serumschockes;
d: bei Bienen- und Wespenstichallergien;
e: bei Insulin-, Leber- und Penicillinallergie.
985 a: Intervallzeiten dürfen nicht überschritten werden;
b: intravagale Injektionen müssen vermieden werden;
c: sorgfältige Kontrolle der Lokalreaktion an der Injektionsstelle (Lit. 17:

S. 291)
986 a: Blockierung des Histaminzutritts zur Rezeptorsubstanz des Erfolgsorgans;
b: Verringerung der Durchlässigkeit und Brüchigkeit der Kapillarwand;
c: sedative und analgetische Wirkung;
(Lit. 2: S. 580)
987 3 (Lit. 3: S. 998)
988 1, 4, 5, 6, 7
989 1 (Lit. 3: S. 999)
990 2, 4, 7, 8 (Lit. 19: S. 350)
991 2 (Lit. 3: S. 999)
992 b (Lit. 3: S. 1000)
993 a, c, d
994 b, d (Lit. 3: S. 998)
995 b
996 a (Lit. 3: S. 1002)
997 b
998 a, c, d
999 a
1000 a, b, c, d, e
(Lit. 17: S. 313)

LITERATURHINWEISE

1. Dennig, H.: Lehrbuch der inneren Medizin. 1. Band. 7. Auflage. Georg Thieme Verlag, Stuttgart 1966
2. Dennig, H.: Lehrbuch der inneren Medizin. 2. Band. 7. Auflage. Georg Thieme Verlag, Stuttgart 1966
3. Lehrbuch der inneren Medizin. Herausgegeben von R. Gross. F. K. Schattauer-Verlag, Stuttgart 1966
4. Halhuber, M. und Kirchmair, H.: Notfälle in der Inneren Medizin. Urban u. Schwarzenberg, München 1970
5. Hamperl, H.: Lehrbuch der allgemeinen Pathologie und der pathologischen Anatomie. 27. Auflage. Springer-Verlag, Berlin-Göttingen-Heidelberg 1966
6. Hauss, W. H.: Lehrbuch der inneren Medizin. J. F. Lehmanns Verlag, München 1966
7. Hegglin, R.: Differentialdiagnose innerer Krankheiten. 10. Auflage. Georg Thieme Verlag, Stuttgart 1966
8. Heinecker, K.: EKG-Fibel. 8. Auflage. Georg Thieme Verlag, Stuttgart 1970
9. Merck — Manual der Diagnostik und Therapie. Urban und Schwarzenberg, München 1969
10. Moeschlin, S.: Therapie-Fibel. 3. Auflage. Georg Thieme Verlag, Stuttgart 1969
11. Møller, K. O.: Pharmakologie. 5. Auflage. Benno Schwabe & Co. Verlag, Basel 1966
12. Müller, F. und O. Seifert: Taschenbuch der medizinisch-klinischen Diagnostik. 69. Auflage. J. F. Bergmann Verlag, München 1966
13. Rapoport, S. M.: Medizinische Biochemie. 4. Auflage. VEB Verlag Volk und Gesundheit, Berlin 1966
14. Rohr, K.: Tabulae haematologicae. 4. Auflage. Georg Thieme Verlag, Stuttgart 1966
15. Sandritter, W.-J.: Histopathologie. 2. Auflage. F. K. Schattauer Verlag, Stuttgart 1967
16. Schettler, G.: Innere Medizin I. Georg Thieme Verlag, Stuttgart 1969
17. Schettler, G.: Innere Medizin II. Georg Thieme Verlag, Stuttgart 1969

18. Biochemische Befunde in der Differentialdiagnose innerer Krankheiten. Herausgegeben von R. Schoen und H. Südhof. 2. Auflage. Georg Thieme Verlag, Stuttgart 1965
19. Seitz, W.: Taschenbuch der inneren Medizin. 7. Auflage. Wissenschaftliche Verlagsgesellschaft, Stuttgart 1966
20. Sherlock, Sheila: Krankheiten der Leber und der Gallenwege. 3. Auflage. J. F. Lehmanns Verlag, München 1965
21. Sturm, A.: Grundbegriffe der inneren Medizin und Neurologie. 12. Auflage. Gustav Fischer Verlag, Stuttgart 1968
22. Sunder-Plassmann, P.: Lehrbuch der Chirurgie. J. F. Lehmanns Verlag, München 1968

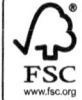

MIX
Papier aus verantwortungsvollen Quellen
Paper from responsible sources
FSC® C105338

If you have any concerns about our products,
you can contact us on
ProductSafety@springernature.com

In case Publisher is established outside the EU,
the EU authorized representative is:
**Springer Nature Customer Service Center GmbH
Europaplatz 3, 69115 Heidelberg, Germany**

Printed by Libri Plureos GmbH
in Hamburg, Germany